당뇨에서 빠져 나오기

당뇨에서 빠져나오기

초판인쇄 2016년 11월 7일
초판발행 2016년 11월 7일

지은이 정윤섭

펴낸곳 (주)이모션티피에스
주 소 서울시 중구 인현동2가 192-20 정암프라자 3층
등 록 2007년 8월 28일 제301-2013-127호
전 화 02)2263-6414 | 팩스 02)2268-9481
이메일 emotion_d@naver.com

ISBN 978-89-97123-65-0
값 20,000원

* 이 책은 저작권법으로 보호받는 저작물입니다.
* 이 책의 내용을 전부 또는 일부를 무단으로 전재하거나 복제할 수 없습니다.
* 파본이나 잘못된 책은 바꿔드립니다.

당뇨에서 빠져나오기

의학박사 정윤섭

(주)이모션티피에스

서론

나는 당뇨 환자들에게 올바른 정보를 제공하기 위해 이 책을 썼다. 지금까지 당뇨 환자들에게 제공된 정보는 사실상 당뇨 환자를 위한 것이 아니라 제약회사와 의사를 위한 정보였다. 이런 정보를 믿고 당뇨를 관리하다 보니 당뇨에서 빠져 나오기는커녕 당뇨의 굴레에 갇혀 평생 고생만하다가 당뇨 합병증을 거쳐 죽음에 이르는 길을 가게 되는 사람들이 많이 있었다. 나는 이 책에서 그와 반대로 가는 다른 길이 있음을 알리고 여러분의 선택을 받고자 한다.

그 길은 바로 그 동안 살아오면서 잘못된 자신의 식생활습관을 바꾸는 **'양생의 길'** 이다.

그러나 현대 주류의학은 이런 길이 있다는 것을 알려주지도 않고 오로지 약, 검사만 강조하는 길로 안내하고 있다.

나는 이것이 불공평하다고 생각한다. 우선 두 가지 길이 있음을 모두 알려주고 환자로 하여금 스스로 선택하게 하는 것이 정정당당한 방법이 아닌가 생각해 본다.

이런 까닭에 이 책은 여러분에게 당뇨에서 빠져나올 수 있는 **'양생의 길'** 을 알려주기 위해 쓰여진 책이라는 사실을 분명하게 먼저 밝혀둔다.

나는 현대 주류의학을 공부한 사람으로서 당뇨를 해결하기 위해 약과 검사에만 의존하는 길이 결국에는 낭떠러지 벼랑길이라는 사실을 깨달았기에 많은 사람들에게 그 길로 가지 말고 새로운 **'양생의 길'** 로 가라고 설득하기 위해 이 책을 썼다. 따라서 이 책의 내용이 현대 주류의학이 말하는 내용과 큰 차이가 있을 수 있다는 점을 이해하고 읽어주었으면 한다.

나는 여러분을 '양생의 길'로 안내하기 위해 이 책에서 당근과 채찍을 함께 사용할 것이다. 그래서 양생의 길로 들어서면 더 이상 약이나 검사에 의존하지 않고 행복하며 활기찬 인생을 살 수 있게 될 것이란 확신을 여러분에게 분명히 심어주고자 한다. 반대로 '양생의 길'로 들어서지 않게 되면 아무리 약을 많이 먹어도 병이 낫지 않고 무시무시하고 끔찍한 합병증으로 고생만하다 죽을 것이란 점도 각인시켜 주고자 한다. 그래서 여러분들로 하여금 스스로 어느 길을 갈 것인지 확실하게 알고 선택하도록 만들고 그 선택으로 인한 결과는 모두 자신의 책임이라는 점을 분명하게 주지시키고자 한다.

그러다 보니 이 책에서 말하는 내용으로 말미암아 여러분이 어느 한쪽을 선택해야만 하는 압박감을 느낄 수도 있다고 생각한다. 그렇지만 이는 여러분의 인생길을 결정짓는 중요한 사항이기 때문에 어차피 해야만 하는 선택이고 그것을 일찍 할수록 좋기 때문에 절대 강요라고 느끼지 말고 기회라고 생각해 주길 바란다. 왜냐하면 여러분이 내가 말하는 '양생의 길'을 선택하게 되면 당뇨에서 빠져 나와 다시 건강을 회복할 수 있는 진정한 기회를 얻을 수 있기 때문이다. 그러므로 제발 내 말을 열린 마음으로 들어주길 바란다.

분명히 말하지만 당뇨는 과거에는 없던 병이다. 너무 많이 먹고 활동을 하지 않기 때문에 오는 욕심 많은(?) 사람의 병일 수도 있고 너무 지나치게 많은 스트레스를 받아서 오는 부지런한 사람의 병일 수도 있다. 문제는 이런 사실을 스스로 분명하게 인정하고 그런 상황을 역전시키려는 노력을 해야 하는데 이를 자꾸 인정하지 않고 차일피일 미루고 회피하려고만 하기 때문에 그것으로부터 빠져 나오지 못하고 헤매다가 마침내 각종 불행한 사태를 맞이하게 된다는 점에 있다.

실제로 나를 찾아오는 환자들을 보면 이 두 부류가 확실하게 구분된다. 한 부류는 자신이 현재 처한 상황이 매우 중요하기 때문에 약, 검사, 수술로만 문제를 해결하길 원하는 사람들이다. 다른 부류의 사람들은 비록 소수이긴 해도 당뇨의 근본적인 원인이 그 동안 자신의 잘못된 식생활 습관에 있다고 인정하고 이를 바로잡으려고 온 사람들이다. 후자에 속하는 사람은 매우 똑똑한 사람들이라서 약간의 지도만으로 **'양생의 길'**로 들어설 수 있는 사람들이다. 반면 전자에 속하는 사람들은 매우 고집이 센 사람들이라서 조금도 남의 말에 귀를 기울일 줄 모르고 양보도 할 줄 모르는 사람들이다. 이런 사람들에게 약을 먹지 않고 당뇨병을 고칠 수 있는 방법이 있음을 아무리 열심히 알려줘도 그들이 이를 받아들여 실천할 형편이 못되거나 아직 이를 받아들일 마음의 준비가 안된 사람들이라서 소용이 없다. 이들은 귀가 열려 있지 않고 마음도 경직된 상태라서 이런 사람들에게는 그저 **'양생의 길'**이란 다른 방법이 있다는 것을 알려주는 것만으로 만족할 수 밖에 없는 경우가 대부분이다. 다행히 나중에 그들이 내가 한 말이 생각나서 다시 이 책을 뒤져볼 수 있기를 희망해 보면서 말이다.

나는 의학을 공부했지만 시간이 갈수록 점점 더 약을 믿지 않는 의사로 변하고 있다. 그래서 그런지 약만 먹으면 병이 나을 수 있다고 믿는 사람들을 보면 참으로 불쌍하다는 생각을 하게 된다. 만약 약이 병을 치료하는 능력을 가지고 있다면 벌써 지구상에서 병이 사라졌어야 할 텐데 도대체 넘쳐나고 있으니 이런 역설적인 상황을 보고 어떻게 약을 믿을 수 있겠는가 말이다.

대신에 나는 그 답을 **"몸속 대청소"**에서 찾았다. 다시 말해 성인에서 생기는 문제는 약으로 문제를 해결하는 것이 아니라 몸 속 청소를 통해 문제를 해결하는 것이 답이란 사실을 깨닫게 된 것이다. 특히 당뇨와 같이 먹는 음식과 연관된 대사성 질환은 음식을 조절하여 몸 속을 대청소 하는 길만이 가장 확실한 방법이라는 점을 깨닫게 되었다. 그리고 음식을 통해 몸 속을 청소하지 않고 약에만 의존하는 것은 몸을 망치는 매우 위험한 행동이란 점도 분명하게 경험할 수 있었다. 이를 다음과 같이 비유해 보면 어떨까 생각한다. 가령 여러분 팔이 부러져서 깁스를 했다고 치자. 그런데 여러분이 평생 그 깁스를 풀지 않고 산다면 어떤 일이 벌어지겠는가? 아마도 그 팔의 근육들은 위축되고 관절은 굳어져서 못쓰는 팔이 되고 말 것이다. 약도 마찬가지다. 만약 여러분이 약에 의존하여 혈당을 조절하려고 한다면 그것은 여러분의 자체 생리조절 기능을 평생 불구로 만들어 버리는 것과 같다. 그러므로 약에 의존하는 방법으로는 절대 여러분의 몸을 회생시킬 수 없다는 점을 깨달아야 한다. 여러분이 건강을 되찾고 싶다면 빨리 약에 의존하는 길에서 벗어나 몸을 회복하고 재생시키는 그런 길로 갈아타야 한다. 이 말에 동의하는 사람은 이 책을 읽고 많은 도움을 얻을 것이고 그렇지 않은 사람은 이 책을 읽고 기분만 상하게 될 것이라 생각하니 씁쓸하기 그지없다.

　이런 사정을 잘 알고 있는 나로서는 이 책을 통해 여러분들에게 새로운 희망과 동기 부여를 가져다 줄 수 있기를 간절히 바래 본다. 부디 내가 이 책을 쓴 목적이 여러분을 건포자(건강을 포기하는 사람)의 길에서 건강 자유인이 되는 길로 안내하기 위함이란 사실을 잊지 말아 주길 바란다.

양생 의사 정 윤 섭

목차

서론 4

Chapter 01
당뇨에 대한 이해

제1장	당뇨란 무엇인가?	12
제2장	대사장애 발생의 기전	30
제3장	인슐린 저항성	46
제4장	당뇨와 혈관 질환의 관계	60
제5장	당뇨 합병증	64

Chapter 02
현행 당뇨 치료의 문제점

제6장	당뇨 관리를 전문 영역이라고 주장하는 현행 의료	72
제7장	당뇨의 유행을 방치하는 현행 의료	78
제8장	약물 치료를 더 강조하는 현행 의료	88

Chapter 03
당뇨 관리

제9장	당뇨 환자의 관리 목표	100
제10장	식후 혈당 관리의 중요성	104
제11장	당뇨 합병증 관리	112

Chapter 04

양생 당뇨 예방 및 치유 전략

제12장	"몸속 대청소"	130
제13장	당뇨 식사요법	136
제14장	당뇨에서 빠져 나오기 위한 영양보충제	150
제15장	양생 운동 요법	172
제16장	양생 수면 요법	180
제17장	양생 스트레스 관리법: 긴장 완화 및 이완	186
제18장	양생 사고법: 긍정적 사고	192
제19장	미세순환 장애를 극복하기 위한 방법들	200

부록

- 당지수와 당부하지수   224
- 자가 혈당 관리표   228
- 혈당 수치 판정에 있어서의 고려 사항   230
- 당뇨환자의 합병증 관리 체크 목록   233
- 당뇨 관리의 핵심 사항 요약   235
- 양생 당뇨 식사 전략   237
- 당뇨 환자를 위한 음식 재료 쇼핑 목록   239
- 당뇨 환자에서 혈압을 떨어뜨리기 위한 천연 식품 보조제   241
- 약없이 혈당을 가장 빠르고 쉽게 낮추는 요령   245
- 당뇨와 갑상선 기능저하증   249

맺음말 256

Chapter 01
당뇨에 대한 이해

제1장	당뇨란 무엇인가?
제2장	대사장애 발생의 기전
제3장	인슐린 저항성
제4장	당뇨와 혈관 질환의 관계
제5장	당뇨 합병증

제1장

당뇨란 무엇인가?

당뇨의 정의 및 특징

　당뇨는 인슐린 결핍(부족)이나 작동 장애(저항성)로 인해 발생하는 대사성 질환을 일컫는 말이다. 가장 큰 특징은 혈당 레벨이 증가되어 있는데도 이를 적절하게 활용하지 못한다는 사실이다.

　정상적으로 혈당은 인슐린의 작용으로 일정 범위 안에서 조절되는데 만약 혈당이 증가되는 당뇨 상태가 만들어지기 위해서는

1. **인슐린 생산 부족 또는 결핍**
2. (인슐린 레벨은 높으나) **인슐린 작동 장애** (저항성)

두 가지 상태 중 하나가 되어야만 한다. 그러나 이 두 가지가 서로 겹쳐 있는 경우도 얼마든지 있을 수 있다. 어느 쪽이 우세하냐에 따라 증상이 나타나는 시기와 임상 양상 등이 달라진다.

당뇨의 종류

당뇨에는 모두 7가지 유형이 있다.

- 제1형 당뇨
- 임신성 당뇨
- 잠재성 성인자가면역성 당뇨(LADA)
- 어린 사람의 성숙형 당뇨(MODY)
- 당뇨 전단계(Pre-Diabetes)
- 제2형 당뇨
- 제3형 당뇨(알츠하이머병)

제1형 당뇨(Type I Diabetes)

인슐린의 절대적인 부족으로 인해 생기는 질환이다. 췌장의 자가면역 질환으로 췌장의 베타세포(인슐린 분비 세포)가 면역학적으로 파괴되어 발생한다. 유전적 성향이 있으며 바이러스 감염, 유제품, 글루텐 섭취와 같이 장누수(Leaky gut)를 일으킬 수 있는 요인들이 복합적으로 작용하여 주로 어린 시절에서부터 발생된다. 전체 당뇨 환자의 약 5% 정도를 차지하며 식이요법과 생활습관의 교정만으로 고칠 수 없고 인슐린 주사에 의존하는 경향을 보이게 된다. 그러나 최근에 이런 유형의 당뇨도 식생활 교정을 통해 췌장 세포가 다시 회복될 수 있는 여지가 있음이 입증되고 있어 매우 고무적이라 할 수 있다.

임신성 당뇨(GDM; Gestational Diabetes)

임신 중 호르몬 변화로 인해 인슐린에 대한 저항성이 발생하여 일어나는 것으로 전체 임신한 사람 중 3-10%에서 발생한다. 임신이 끝나고 나면 제2형 당뇨 또는 잠재성 성인자가면역성 당뇨(LADA)로 발전할 가능성이 높다.

잠재성 성인자가면역성 당뇨(LADA; Latent Autoimmune Diabetes of Adulthood)

제1형 당뇨와 비슷한데 소아나 청소년 시기에 발생하는 것이 아니라 나이 들어서 늦은 시기에 발생하기 때문에 종종 제2형 당뇨로 오진될 수 있다. 그래서 이를 제1.5형 당뇨라고 부르기도 한다. 이 유형은 전형적으로 비만하지 않은 사람에게서 생긴다. 그래서 경구용 혈당강하제에 잘 반응하지 않는다. 혈액 속에 자가면역성 항체(인슐린 항체, GAD65, islet cell 항체 등)가 존재한다.

어린 사람의 성숙형 당뇨(MODY; Maturity Onset Diabetes of the Young)

25세 이전의 청소년기에 나타나는 당뇨로 자가 항체가 발견되지 않는 제2형 당뇨와 유사하다. 그러므로 이것 역시 제1.5형 당뇨에 해당된다고 말한다. 췌장의 베타세포 유전자 중에 혈당 레벨을 감지하여 인슐린을 분비하는 glucokinase gene 같은 유전자에 결함이 있어 발생하는 것으로 11가지 아형들이 있는 것으로 알려져 있다. 그러나 인슐린 저항성의 각종 증상들이 없기 때문에 제2형 당뇨와 감별된다.

당뇨 전단계(Pre-Diabetes)

이것은 제2형 당뇨와 거의 비슷하며 제2형 당뇨로 진행하는 연속선상에 있는 전단계(pre-stage)에 해당된다. 즉 혈당이 증가하고 인슐린 저항성이 발생됐지만 아직 제2형 당뇨 기준에 들어가지 않은 상태라고 보면 된다. 그래서 과거에는 내당능력의 장애(impaired glucose intolerance)라고 불리었다. 현재 이 단계에 속하는 사람들이 계속 증가하고 있어 사회 문제가 되고 있다. 왜냐하면 이 단계에서 문제를 바로잡지 않으면 나중에 이들이 모두 제2형 당뇨로 넘어가기 때문이다. 또한 일부 연구에서는 이 단계에서부터 벌써 심혈관 질환에 걸릴 위험과 그로 인해 사망할 위험성이 높은 그룹에 들어가게 된다고 밝히고 있다.

당뇨 전단계는 제2형 당뇨와 하나의 스펙트럼을 이룬다. 그러므로 '인슐린 저항성'이라는 관점에서 같은 연속선상에 있다고 보아야 한다.

제2형 당뇨(Type II Diabetes)

인슐린 저항성이 발생하여 생기는 당뇨이지만 진행된 경우에는 인슐린 생산 부족(결핍)이 함께 동반된다. 주로 비만한 성인에서 발생하며 전체 당뇨의 약 90%를 차지한다. 나이 들면서 몸이 비만해지면서 생기는 당뇨의 대표격이라 할 수 있다. 이런 경우는 식이요법과 생활스타일의 개선만으로도 얼마든지 상태를 개선시킬 수 있다.

제3형 당뇨(Type III Diabetes) 알츠하이머 병

알츠하이머병은 당뇨와는 무관한 뇌신경계의 질환으로 알려져 있었으나 최근에 뇌세포에 인슐린 저항성이 발생한 것이 알츠하이머병의 특징으로 밝혀짐에 따라 이를 제3형 당뇨로 부르고 있다. 따라서 치매라도 알츠하이머 병은 제2형 당뇨처럼 얼마든지 예방 및 역전이 가능한 질환에 해당된다고 말할 수 있다.

이 책에서는 인슐린 저항성이 우세한 당뇨 전단계, 제2형 당뇨, 제3형 당뇨, 임신성 당뇨를 주된 타겟으로 잡고 이들을 근본적으로 해결하는 방법을 다루게 될 것이다. 제1형 당뇨와 같은 인슐린 결핍의 문제는 식생활과 생활스타일의 개선만으로는 완전하게 해결할 수 없다는 한계를 가지고 있다. 따라서 부족한 인슐린의 보충이 어느 정도 필요하다. 그러나 설령 그런 경우라고 해도 **"몸속 대청소"**를 통해 몸 속의 염증물질들을 제거하고 이 책에 적힌 식생활과 생활스타일을 실천하게 되면 췌장의 자가면역성 염증 질환이 함께 개선되기 때문에 인슐린 부족량을 많이 줄일 수 있다. 그러므로 당뇨 환자들은 그 유형에 상관없이 우선적으로 이 책에 적힌 당뇨 극복 전략들을 먼저 충실히 실천해 보면서 인슐린 사용은 가능한 맨 마지막 수단으로 그리고 사용한다고 해도 최소량으로 줄일 수 있도록 시도해 보아야 한다. (참고: 인슐린 주사를 사용하면 노화가 그 만큼 더 빨리 찾아온다!)

당뇨 진단 기준

증상으로 당뇨를 판단하려면 당뇨가 많이 진행된 상태라야 한다. 그렇게 되면 당뇨의 전형적인 증상이라 할 수 있는 갈증, 물을 많이 먹음, 식탐, 잦은 배고픔과 소변 보기, 피곤하고 허약함, 갑작스런 체중 감량 등과 같은 증상들이 나타나게 된다. 그러나 당뇨 초기에는 전혀 자각할만한 증상들이 나타나지 않기 때문에 혈액 검사를 통해 당뇨를 발견하는 것이 훨씬 빠르고 정확하다.

당뇨 진단은 혈당 검사를 통해 할 수 있다. 정의상 당뇨라고 말하려면 (1)공복시 혈당이 126 mg/dL 이상이거나 (2)식후 2시간 뒤의 혈당이 200 mg/dL 이상인 경우 또는 (3)식사 시간에 관계없이 어느 때든 혈당이 200 mg/dL 이상이면서 당뇨 증상(갈증 및 많은 수분 섭취, 다뇨, 이유 없는 체중 감량)을 가지고 있어야 한다.

여기서 만약 처음 두 가지 기준을 모두 충족시킬 경우에만 제2형 당뇨에 해당된다. 그러므로 실제 가장 많은 사람들이 해당되는 경우는 '당뇨 전단계(pre-diabetes)'라고 할 수 있다. 그러므로 제약 회사에서는 이 가장 큰 범주에 해당하는 당뇨 전단계의 환자들에게 어떻게든 약을 먹이기 위해 애를 쓰고 있다. 그러나 이는 분명 잘못된 발상이다. 이런 상태의 환자들은 인슐린이 부족한 것이 아니라 도리어 인슐린이 증가되어 있어도 세포가 이를 제대로 이용하지 못하는 상태에 있기 때문이다. 이를 **인슐린 저항성**이 발생하였다고 말하는데 인슐린 저항성은 식단 조절을 통해 인슐린 분비를 줄이고 세포막의 수용체를 재생시켜 주기만 하면 문제가 해결될 수 있는 상황이다. 그러므로 당뇨 전단계에 해당되는 사람들에게는 약 대신 이 책에 적힌 양생 프로그램을 통해 식생활과 생활습관을 교정시켜 다시 정상 상태로 돌아갈 수 있게 철저한 교육을 해 줄 필요가 있다.

표1 당뇨의 진단 기준

혈당 조절의 단계	혈당 레벨(mg/dL)		당화 혈색소 (Hb A1C)
	공복시 혈당	식후 2시간 혈당	
정상 단계	<100	<140	
당뇨 전단계	100-125	140-199	5.7-6.4%
당뇨	≥126	≥200	≥6.5%

*세번째 당뇨 진단 기준은 식사 시간에 관계없이 어느 때든 혈당이 200 mg/dL 이상이면서 당뇨 증상(갈증 및 많은 수분 섭취, 다뇨, 이유 없는 체중 감량)을 가지고 있는 경우다.

(참고: 불행하게도 공복 시와 식후 인슐린 레벨이 진단 기준에서 빠져 있다. 보통 공복 시 인슐린 레벨은 3-5 μU/ml 이하로 낮을수록 건강하다. 그리고 식후 인슐린 레벨이 가능한 적게 오르는 것이 좋다. 보통은 식후 20-30을 넘지 않게 식사를 해야 한다. 그러나 인슐린 저항성이 있는 사람은 이 레벨이 50 이상으로 심하면 200을 넘어 오르는 사람도 있다. 그러나 인슐린 레벨을 기준으로 인슐린 저항성을 판단하지는 않고 있어 그냥 참고 자료로만 사용하고 있다.)

당뇨 발생의 원인 또는 위험인자들

앞서 언급했듯이 당뇨는 인슐린 생산과 혈당 조절과의 상대적 작용에 의해 일어나는 대사성 질환이다. 그러므로 췌장의 인슐린 생산이 부족한 경우에도 당뇨가 될 수 있고 인슐린 생산은 충분하나 세포가 이를 받아 이용하지 못하는 경우에도 발생할 수 있다.

제1형 당뇨의 원인들

1) 유전인자

제1형 당뇨병의 80-85%는 가족력을 동반하지 않는다. 만약 가족 중 아버지나 형제에게 당뇨병이 있으면 유전될 가능성은 6%이고 어머니가 당뇨병이면 2-3%가 유전된다. 그러므로 유전적 영향은 그리 크지 않은 편이다.

2) 환경인자

바이러스, 음식, 환경 독성물질이 당뇨 발생의 유발인자가 된다. 바이러스가 직접 베타세포에 침입하여 손상을 입히거나, 바이러스 감염 후 생긴 항체가 바이러스와 분자적 유사성이 있는 베타세포 항원을 인식하여 공격하게 된다. 후자의 경우가 더 설득력 있는 가설로 받아들여 지고 있다. 또한 nitrosourea compounds, streptozocin, rodenticides 같은 화학적 독성물질이 췌장의 베타세포를 파괴할 수 있다.

3) 면역 반응에 의한 파괴

면역 반응은 베타세포의 파괴를 매개하는 마지막 단계라 할 수 있다. 제 1형 당뇨병이 자가면역기전에 의해 초래되었다는 증거로는 췌도(islet)에 비만세포(monocyte)와 림프구(lymphocyte)의 침윤, 체액성 면역부전, 다른 자가면역질환과 함께 동반되는 임상 양상, 면역 억제치료로 관해(remission)가 유도되는 일, HLA 일치성 일란성 쌍생아에서 췌장 이식 후 당뇨가 재발하는 것 등 여러 가지를 들 수 있다.

자가면역성 당뇨병에서 췌도(islet)의 파괴는 T 림프구 의존 반응 과정으로 당뇨유발성 펩타이드가 나타난 후에 시작된다.

제1형 당뇨는 인슐린을 생산하는 췌장의 베타세포들이 염증 및 면역 반응에 의해 파괴된 것으로 이것의 발생을 예방하기 위해서는 모유 수유를 강화시키고 어린 시절 가능한 유제품 섭취를 삼가도록 하고 각종 바이러스 감염을 현명하게 극복할 수 있도록 건강한 음식을 섭취시켜 면역력을 강화시키는 양생법을 어렸을 때부터 실천하게 만들어야 한다.

제2형 당뇨의 발생 요인들(위험인자들)

제2형 당뇨는 인슐린 생산의 결핍보다는 작동상의 장애로 인해 세포에서 인슐린에 대한 반응이 약화되어 생기는 경우다. 이를 인슐린 저항성이 발생하였다고 말한다. (참고: 제3장 인슐린 저항성) 그러므로 제2형 당뇨 발생 요인들은 바로 인슐린 저항성 발생 요인이라고도 할 수 있다.

1)가족력

제2형 당뇨에도 약간의 유전성이 있다고 볼 수 있다. 부모와 자식간 또는 형제간에 함께 당뇨에 걸리는 경우가 많게는 70%까지 된다는 연구 결과도 있기 때문이다. 그러나 내 생각으로는 유전적 요인보다는 같은 환경에서 비슷한 식생활을 해왔기 때문에 후천적인 영향이 더 크게 작용하였다고 본다. 부싯돌로 불을 피우려면 서로 비벼야 불꽃이 생겨난다. 마찬가지로 아무리 유전적 성향을 가지고 있다고 해도 당뇨를 유발시키는 식생활습관을 멀리하면 당뇨병에 걸리지 않게 된다는 점을 기억해 둘 필요가 있다. 다시 말해 유전보다는 그 사람의 생활 환경이 더 중요하고 올바른 식생활습관을 통해 얼마든지 당뇨를 예방할 수 있다는 점도 분명하게 알고 있어야 한다. (참고: 제7장 당뇨의 유행을 방치하는 현행 의료)

2) 인종

각 인종 별로 당뇨에 잘 걸리는 인종이 있다고 한다. 미국과 같은 다인종 국가에서는 아메리칸 인디언과 흑인들, 히스패닉 사람들이 아시아인들이나 백인들에 비해 당뇨에 걸리는 비율이 높은 것으로 알려져 있다. 그러나 내 생각으로는 이 점 역시 유전적 요인보다는 환경적 요인이 더 큰 작용을 하고 있다고 보여진다. 아메리카 인디언, 미국 내 흑인들 그리고 히스패닉 사람들은 경제적으로 넉넉하지 못해 값싼 가공식품 위주의 식사를 많이 하고 앉아서 생활하는 시간이 많기 때문에 당뇨에 잘 걸리는 것이라고 생각한다.

3) 비만

비만은 확실히 제2형 당뇨와 깊은 연관성을 가지고 있다. 나이를 먹으면 체중이 늘어나는데 당뇨 역시 나이 들면서 많이 증가한다. 따라서 체중 증가는 당뇨를 불러오는 확실한 위험요인이라고 할 수 있다. 그리고 비만과 당뇨의 공통 기전으로 인슐린 저항성이 작용하고 있다는 사실은 이미 잘 알려진 내용이다. 그러므로 이 두 가지는 겉 모습만 다를 뿐 실은 하나라고 할 수 있다.

특히 폐경 이후 여성들은 체지방이 증가하고 인슐린의 효과를 상쇄시키는 호르몬 변화가 일어나기 때문에 남성들에 비해 상관성이 더욱 두드러지게 나타난다. 체중이 증가하면 지방 세포에서 분비되어 지방을 연소시키는 기폭제 역할을 하는 아디포넥틴과 같은 호르몬들이 감소하게 되고 렙틴 호르몬은 생산량이 많아져도 제대로 작동하지 못하는 저항성에 빠지게 된다. 이로 인해 지방세포의 기능이 저하되어 인슐린 작용을 더욱 방해하기 때문에 당뇨 발생을 촉진시키는 요인으로 작용하게 되는 것이다. (참고: 제2장 대사장애 발생의 기전)

4)허리/엉덩이 둘레 비율의 증가
이것은 나이를 먹고 스트레스로 인해 호르몬의 변화가 일어나면서 생기는 체중 증가의 한 현상으로 볼 수 있다.

5)나이
45세 이후부터는 당뇨 발생 위험이 뚜렷하게 증가한다.

6)앉아서 생활하는 스타일
하루 종일 앉아서 생활하는 사람은 활동적인 사람에 비해 당뇨에 걸릴 위험이 높다.

7)고혈압

혈압이 140/90 mmHg 이상이면 당뇨 위험이 증가한다.

8) 중성지방 레벨

공복 시 혈중 중성지방 레벨이 250mg/dL 이상이면 당뇨 위험이 증가한다.

9) 다낭성 난소증후군(PCOS; polycystic ovarian syndrome)

가임기 때 이런 난소 기능장애를 가진 여성은 호르몬의 장애로 고안드로겐증과 인슐린 저항성을 함께 보이는 사람이라 할 수 있다. 그 결과 몸 전반에 걸쳐 각종 대사 장애 증상들을 보이고 당뇨에 걸릴 위험성이 높아진다.

10) 임신성 당뇨 병력 또는 과체중()4.0Kg) 신생아를 낳은 병력

11) 고당지수 식사 또는 고당부하 식사 및 첨가당 섭취

가장 중요하고 실질적인 위험 요인이다. 당지수가 높은 달콤한 식품을 많이 먹는 식생활을 하거나 한꺼번에 너무 많은 당분을 섭취하게 되면 인슐린 저항성이 발생하고 당뇨에 걸릴 위험이 크게 증가한다. 이 요인은 또한 나중에 심혈관질환 및 암 발생의 위험 요인이 되기도 한다. 그러므로 이 책에서는 이런 식품을 멀리하는 식생활 방법을 권장하고 있다.

12) 건강하지 못한 나쁜 지방 섭취

식이 지방 자체가 당뇨 발생의 위험요인은 아니다. 그렇지만 트랜스 지방, 산화지방, 오메가 6 지방산과 같은 나쁜 지방을 섭취하게 되면 몸 속 염증 레벨이 증가하게 되고 세포막 수용체의 기능들이 떨어지게 된다. 특히 이런 나쁜 지방들을 당분 또는 정제 탄수화물과 같이 병행 섭취할 경우에는 인슐린 저항성을 유발하는데 더욱 기여하여 혈중 중성지방 레벨을 증가시키면서 당뇨 발생 위험을 높이게 된다.

13) 크롬 부족

크롬 같은 미네랄뿐 아니라 마그네슘, 아연, 망간 같은 다른 영양소의 부족도 당뇨 발생에 기여하는 요인이 될 수 있다. 칼로리만 있고 영양소가 부족한 정크 식품의 잦은 섭취가 문제가 되는 이유도 이런 소중한 영양소의 부족을 야기시키기 때문이다.

14) 낮은 항산화 방어력

몸 속의 항산화 방어력이 저하되어 있을 경우 탄수화물이 산화되면서 일으키는 산화적 손상을 막아내지 못해 몸 속 염증 레벨이 증가하게 된다. 우리 몸의 항산화 방어력으로는 항산화 효소 시스템과 각종 항산화 영양소들이 있다. 이들의 작용이 원활하지 못하면 저강도의 만성 염증 작용으로 각종 대사 장애가 발생하게 된다. 가령 세포벽의 항산화 작용을 담당하는 비타민 E 레벨이 낮을 경우에는 제2형 당뇨가 발생할 위험이 4배 증가한다는 주장이 그런 예라 할 수 있다.

혈당증가가 초래하는 생리적 기능 변화들

당뇨라고 진단하기 위해서는 우선 혈당이 기준치 이상으로 증가해야 한다. 기준치까지 혈당이 증가하지 않은 상태는 인슐린 저항성 단계(또는 당뇨 전단계)라고 할 수 있다.

혈당이 증가하게 되면 몸 안에서 다음과 같은 생리적 변화들이 일어나게 된다.(고혈당이 일으키는 생리적 변화들)

- 당화단백질(노폐물) 증가
- 친염증 작용
- 산화 스트레스 증가
- 혈관내피세포 기능저하
- 혈액 응고 기능 변화(혈전 형성 증가)

당화단백질 증가

혈당이 증가하면 당분이 단백질과 결합하여 당화단백질을 만들게 된다. 이로 인해 단백질, 핵산 등의 기능이 저하되고 이들이 분해되면서 당화노폐물(AGEs)을 만들게 된다. 알부민, 콜라겐 등과도 결합하여 당화단백질을 만들 수 있으나 가장 대표적인 것은 적혈구 속의 헤모글로빈과 결합하여 당화혈색소(HbA1C)를 만드는 것이다. 그래서 당뇨 환자들에서는 당화혈색소가 미세순환 장애를 포함한 각종 합병증 발생에 깊이 관여하는 것으로 잘 알려져 있다.

당뇨 합병증 발생 과정에 미치는 **당화노폐물(AGEs)의 작용**을 정리하면 다음과 같다.

- 혈액 순환 장애를 유발시키고 이것이 진행하는데 관여한다.
- 노화와 관련된 조직학적 변화를 유발시키고 이것의 진행에도 관여한다.
- 당화노폐물(AGEs)은 혈장 단백질, 지단백, 세포외 단백질, 세포질내 단백질, 핵산 등으로부터 생겨날 수 있다. 그 결과,

- 분자 구조를 파괴시킨다.
- 효소 작용을 변화시킨다.
- 노화 관련 분자들의 분해와 제거 과정에 영향을 미친다.
- 수용체가 리간드(ligand)를 인지하는 능력을 저하시킨다.

• 당화노폐물로 인해 변형된 아포지단백은
- 고지단백혈증(hyperlipoproteinemia)
- LDL 제거율의 저하
- 혈관벽에 LDL 축적
- 죽상동맥경화증 등을 일으킨다.

친염증 작용

혈당이 증가하면 혈관내피세포나 지방세포 등에서 친염증성 사이토카인들이 방출되어 몸 속에 각종 염증들이 발생하기 쉬워진다. 이것은 장기적으로 면역 기능을 약화시키는 요인으로 작용하게 된다. (참고: 혈당이 증가하게 되면 CRP, 피브리노겐, 아밀로이드-A 같은 염증성 인자들이 증가하게 되는데 그 중에서 검사 비용이 가장 싼 CRP를 많이 활용하게 된다. 본래 CRP 레벨은 심장 및 혈관 염증 레벨과 상관성이 있는 것으로 잘 알려져 있다. 그러나 혈당 문제에 있어서도 역시 CRP 레벨이 의미 있는 관계를 나타내 주는 것으로 밝혀졌다. 다시 말해 혈당이 증가할수록 혈중 CRP 레벨이 증가하는 것으로 드러난 것이다. 이처럼 당뇨에서 CRP 레벨이 증가하는 이유는 복부 지방세포가 증가된 것과도 일부 관련이 있는 것으로 추정되고 있다.)

산화 스트레스 증가

혈당이 증가하면 인슐린의 작용으로 중성지방 레벨이 증가하고 LDL 지단백의 유형이 산화가 잘되는 아형 B가 많아지는 패턴으로 바뀌게 된다. 그래서 지단백 산화가 더 잘 일어나 자유기 발생이 많아져서 이로 인한 피해가 늘어나게 된다. 그것은 주로 혈관내벽에 염증을 증가시키는 것으로 흔히 나타난다.

혈관내피세포 기능저하

혈당이 증가하면 혈관내피세포에서 산화질소(NO)를 생산하는 능력이 저하되어 혈관이 적절하게 이완되지 못하고 수축하는 경향을 보이게 된다. 그래서 혈압이 오르고 말초로 가는 혈류 공급량이 줄어들게 된다. 그래서 각종 말초혈관 레벨에서 혈액순환 장애를 초래할 수 있게 된다.

혈전 생성 증가

혈당이 증가하면 몸 안에서 혈전 생성 가능성은 증가하고 혈전 용해 가능성은 감소한다.

혈전 생선 가능성은 다음과 같은 이유로 증가힌다.

- 혈소판 응집력 증가
- 혈액 응고 인자들의 농도 증가
- 항혈전 인자들의 농도 및 활성 저하

혈전 용해 가능성은 다음과 같은 이유로 저하된다.

- t-PA(tissue-plasminogen activator) 활성 저하
- PAI-1(plasminogen activation inhibitor-1) 활성 증가
- α 2-antiplasmin 농도 저하

사례

김씨는 42세 남자로 5년 전 교통 사고를 당한 후부터 체중이 73Kg에서 100Kg까지 늘어나면서 당뇨가 발생한 케이스다. 그의 하루 혈당 수치 변화를 살펴보면 아래와 같다. 자정 무렵부터 혈당이 증가하여 새벽에 곤두박질 치는 양상을 보여주고 있다. 그로 인해 코티졸 분비가 일어난 밤에 깊은 잠을 못 자고 오전 9-10시 사이까지 늦잠을 잔 뒤에 일어나는 습관을 갖게 되었음을 알 수 있다. 그래서 기상 후에는 배가 고파 늦은 아침을 허겁지겁 먹고 나면 다시 혈당이 높게 치솟고 하루 종일 오르내리는 혈당 수치를 확인할 수 있었다. 이로 인해 궁극적으로 인슐린 저항성이 발생하여 체중이 많이 증가하게 된 것이다.

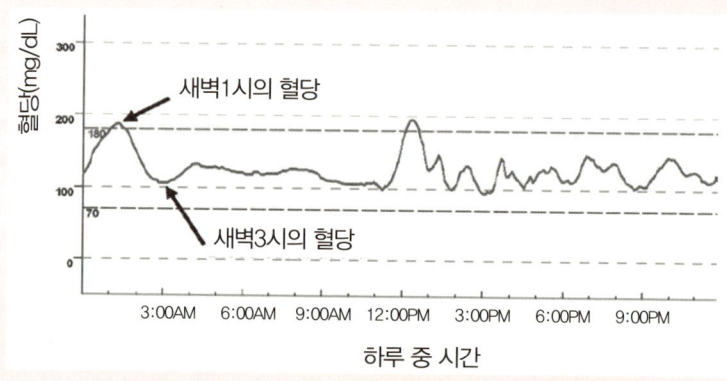

그림1 양생 당뇨 극복 프로그램을 시행하기 전 혈당 패턴.

김씨가 양생 당뇨 극복 프로그램을 시행하면서 식단을 바꾸고 '**몸속 대청소**'를 시행하며 식이섬유 및 몇 가지 영양 보충제를 복용한지 약 1달 뒤의 결과를 보면 체중이 약 12Kg 감량되었으며 혈당이 하루 종일 안정된 상태를 유지하고 있음을 한눈에도 확연히 알아볼 수 있다.

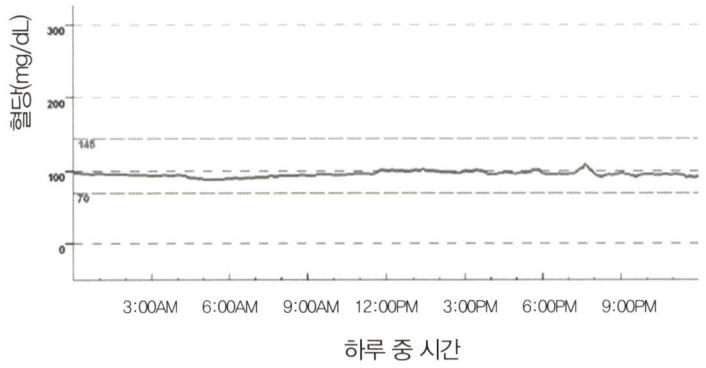

그림2 양생 당뇨 극복 프로그램을 시행하고 난 후 혈당 패턴

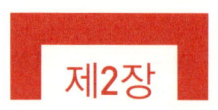

대사장애 발생의 기전

앞 장에서 당뇨 발생에 기여하는 위험요인들을 살펴보았다. 이들을 종합적으로 다음과 같이 두 부류로 크게 나눌 수 있다. 하나는 식사 요인이고 다른 하나는 생활 속 활동 요인이다.

식사 요인

식사 요인은 당뇨 발생에서 가장 큰 비중을 차지하는 위험 요인이라 할 수 있다. 사실 당뇨는 칼로리의 과다 섭취, 필수 영양소의 부족, 위험한 독소 섭취처럼 잘못된 식생활로 인해 발생되는 부분이 제일 큰 비중을 차지하는 대표적인 **식원성 질환**이라 할 수 있다.

그런데 이런 식사적 요인 중에서 다시 가장 큰 문제가 되는 것은 칼로리의 과잉 섭취라 할 수 있다. 특히 인슐린 분비를 자극하는 정제 탄수화물의 과잉 섭취가 문제라고 할 수 있다. 몸에서 분비되는 인슐린의 양이 증가하게 되면 세포는 과도한 영양으로부터 자신을 보호하기 위해 도리어 인슐린 작용을 거부하게 된다. 이런 상황을 **인슐린 저항성**이 발생했다라고 말한다. 또는 다른 말로 세포의 인슐린 민감도가 떨어졌다고 표현하기도 한다. 그 동안 인슐린 호르몬이 부족해서 당뇨가 발생하는 것으로만 알고 있었는데(제1형 당뇨) 인슐린이 너무 많이 분비되어도 이처럼 저항성이 발생하여 당뇨(제2형 당뇨)가 된다는 사실을 우리가 몰랐던 것이다. 그러나 이제 인슐린 저항성 기전이 밝혀지면서 각종 대사장애들이 일련의 연속선상에서 서로 연관 있게 발생하고 있다는 사실이 밝혀지게 되었다.

특히 인슐린 저항성은 몸 속으로 무작정 들어온 과도한 칼로리를 에너지로 소비하지 못할 경우 이를 체지방으로 전환시켜 체중 증가를 가져오는 대표적인 기전으로 밝혀졌다. 그러므로 인슐린 분비를 자극하는 칼로리 과잉 섭취는 인슐린 저항성을 발생시키고 인슐린 저항성은 다시 비만을 포함하여 고혈압, 고시혈증, 낭뇨 같은 대사 장애 증후군을 만들고 이 과정이 여기서 그치는 것이 아니라 나중에는 심혈관질환, 암, 노화 촉진 등으로까지 계속해서 이어져 일련의 질병 스펙트럼을 형성한다는 사실이 그 동안의 여러 임상 경험을 통해 확실하게 밝혀지게 되었다. 과거 이런 진행 과정을 몰랐던 시절에는 만성 질환에 대한 예방책을 분명하게 세울 수

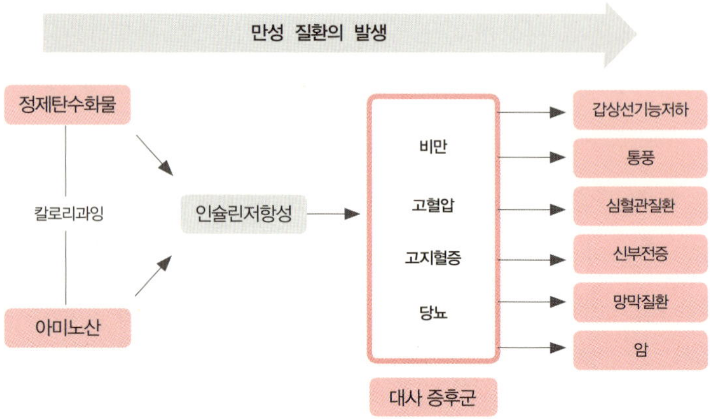

```
                    만성 질환의 발생 →

   정제탄수화물                              → 갑상선기능저하
         ↘                    ┌──────┐   → 통풍
   칼로리과잉  → 인슐린저항성 → │ 비만  │   → 심혈관질환
         ↗                    │ 고혈압│   → 신부전증
   아미노산                    │ 고지혈증│  → 망막질환
                              │ 당뇨  │   → 암
                              └──────┘
                               대사 증후군
```

그림1 만성질환의 진행 과정

없었지만 이제는 전 과정을 이해할 수 있게 되었기 때문에 이런 진행 과정이 불가항력적으로 일어나는 일방적인 과정이 아니라 얼마든지 예방할 수 있고 역전도 시킬 수 있는 과정이란 점을 분명하게 깨달을 수 있게 되었다.

   이중에서 오늘날 당뇨가 이렇게 만연하게 된 이유는 단연코 활동에 비해 지나치게 많은 칼로리의 섭취 증가에 있다고 볼 수 있다. 이를 다시 영양학적으로 분석하면 당뇨 발생에 있어 인슐린 분비를 자극하는 정제 탄수화물과 정제 아미노산의 과다 섭취가 많아진 것이 가장 큰 이유라고 할 수 있다.

   이런 식이적 요인은 당뇨를 일으키기 전에 비만을 불러오는데도 함께 기여하고 있다. 물론 비만 자체가 어느 특정 한 가지 요인보다는 여러 요인들이 복합적으로 관여해서 만들어 내는 임상 증상이기 때문에 단순히 식이적 요인만 기여한다고 단정지어 말할 수

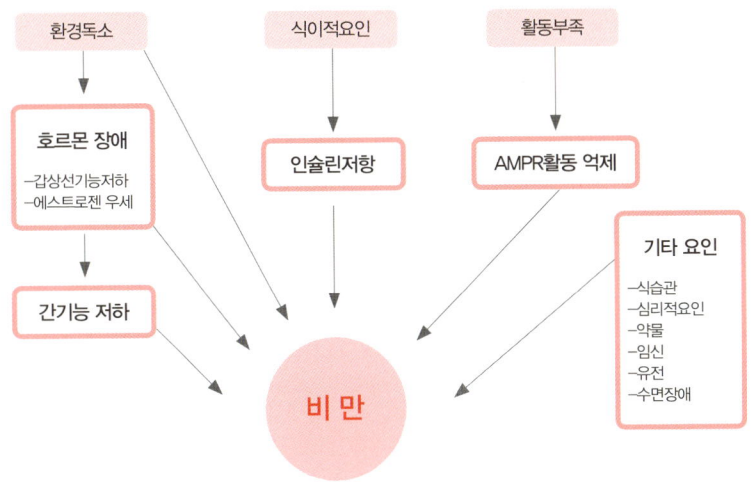

그림2 비만 발생에 기여하게 되는 여러 요인들

는 없다. 그림 2에 나타난 대로 몸 속 대사적 요인 외에 실생활에서의 행동 요인 그리고 자신이 살고 있는 환경 속 위험 요인 등이 가세하여 총체적으로 만들어 내는 결과물 중 하나로 보는 것이 비만에 대한 올바른 견해라 할 수 있다.

그렇지만 이중에서 최근에 비만이 크게 증가하게 된데 기여한 요인으로는 무엇보다도 식이적 요인이 가장 크다고 할 수 있다. 비만은 우리 사회에서 칼로리의 과잉 섭취와 평행하게 늘어나는 양상을 보여왔다. 특히 칼로리 중에 당분과 같은 정제 탄수화물의 섭취 증가가 이에 큰 기여를 하고 있는 것이 확실해 보인다. 대중들이 즐겨먹는 각종 가공식품 속에는 인슐린 저항성을 야기시키는 정제 탄수화물들(예: 설탕, 액상 과당, 올리고당, 맥아당, 과일 시럽, 곡물가루 등)이 많이 함유되어 있는 것을 보면 이를 쉽게 짐작할 수 있다. 결국 잘못된 식생활로 인한 대사적 요인이 비만 증가는 물론 당뇨병까지 불러온다는 엄연한 사실을 지적하지 않을 수 없는 것이다.

이런 식품들은 대부분 당지수가 높고 인슐린 분비를 많이 자극한다. 그로 인해 몸 속에서 점차적으로 인슐린 레벨이 증가하게 되면서 인슐린의 작용으로 간에서 잉여 칼로리를 지방으로 전환시키는 일도 따라 증가하게 된다. 그래서 비만이 일어나게 되는 것이다. 이렇게 체지방이 증가하게 되면 이것이 역으로 대사 효율을 떨어뜨리고 신체 활동을 저하시키는 요인으로 작용하게 됨으로써 악순환의 고리를 형성하게 되는 것이다.

게다가 가공식품들은 칼로리는 있으되 몸에 필요한 다른 영양소들이 부족한 쓰레기 또는 빈 껍데기 식품에 속하는 것들이 너무 많다. 그래서 이런 식품들을 섭취하게 되면 우리 몸이 만족감을 느끼지 못하는 어처구니 없는 상황에 처하게 된다. 비록 처음에는 이런 식품들이 뇌를 자극하여 보상 회로를 활성화시키지만 궁극적으로 몸에 필요한 물질들을 공급해주지 못하고 오히려 고갈시키기 때문에 몸에서는 자꾸 음식을 탐하는 증상에 빠지게 된다. 그래서 먹고 난 뒤에도 더욱 더 많은 양을 먹고 싶어하는 식탐 현상이 발생하게 되는 것이다. 이는 결국 비만과 당뇨를 부르는 방식으로 대사 과정을 왜곡시키게 된다.

이상에서 비만과 당뇨 발생의 연결 고리가 인슐린 분비 과잉과 그로 인한 세포의 인슐린 저항성 발생이란 사실을 분명하게 확인할 수 있다. (참고적으로 제1형 당뇨에서는 인슐린 생산 부족으로 당뇨가 발생하는 것이 원인이기 때문에 비만과는 상관이 없다. 오히려 이 경우에는 근육 및 체중 감소가 특징이라 할 수 있다.)

인슐린 분비 과잉이 세포의 인슐린 저항성을 만드는 기전은 제3장에서 좀더 자세히 다루기로 한다. 그 전에 알아둘 점은 인슐린 저항성이 생기게 되는 이유가 세포의 자연적인 방어 기전 차원이라는 사실이다. 즉, 세포가 이미 포도당, 아미노산 같은 연료로 포화된 상태인데 여기서 더 이상 이들을 세포 속으로 받아들이게 되면 세포질 내의 다른 대사 기능들마저 원활하게 가동되지 못하게 되기 때문에 연료의 유입을 세포막 레벨에서 막는 현상이 바로 인슐린 저항성이라 할 수 있다. 그러므로 인슐린 저항성이 발생하였다고 함은 몸에 불필요한 영양분, 특히 포도당, 아미노산 같은 에너지 연료가 넘쳐나 있는 상태라고 보아야 한다.

이런 상황에서 문제를 바로 잡기 위해서는 어떤 약물의 사용보다도 넘쳐나는 당분을 몸에서 빼주는 청소 작업과 이를 태워 버리는 연소 작업을 시행하여야 한다. 그러면 효율적인 칼로리 청소 및 연소 작업의 효과가 체중 감량으로 나타나게 된다. 그러므로 체중 감량이 제2형 당뇨 예방 및 치유 선락에서 얼마나 중요한 의미와 위치를 차지하는지 분명하게 알 수 있다.

반대로 체중 증가는 제2형 당뇨병 발생에 기여하는 위험 요인이 된다. 그 기전을 살펴보면 정제 탄수화물과 정제 아미노산 같이 인슐린 분비를 자극하는 음식을 섭취해서 인슐린 레벨을 증가시키면 인슐린의 작용으로 몸은 잉여 칼로리를 체지방으로 전환시킨다. 이를 신생지방합성(de novo lipogenesis) 과정이라고 한다. 이 과정을 통해 생산된 중성지방들은 몸 속의 지방조직에 가서 축적되는데 그러면 지방세포에서는 병리적 변화가 일어나게 된다. 우리는 흔히 몸 속의 지방조직 속에 들어있는 지방세포들이 호르몬 작용을 하고 있다는 점을 잘 감지하지 못하고 있다. 그러나 지방세포는 아디포넥틴, 레지스틴, 렙틴과 같은 단백질성 호르몬 물질들을 분비하는 엄연한 내분비 조직의 하나이다. 그러므로 지금까지 잉여 칼로리만 저장하는 창고 역할만 하는 것으로 알려진 지방세포가 인슐린 민감도와 식욕을 조절하는 내분비 기능에도 관여하고 있는 중요한 세포라는 점을 깨닫는 인식의 전환이 필요하다.

이런 내분비 기능을 가진 지방세포 속에 과잉의 칼로리 섭취로 중성지방의 양이 증가하게 되면 자연스레 이들 지방세포의 기능이 저하되어 이들로부터 분비되는 아디포넥틴(adiponectin)의 레벨이 감소하고 레지스틴(resistin)의 레벨이 증가하는 방향으로 기능 변화가 일어난다. 그러면 지방이 효율적으로 연소되는 작용이 방해 받고 인슐린의 작용으로 중성지방의 축적만 늘어나게 된다. 게다가 지나치게 증식한 지방세포에서는 MCP-1이란 친염증성 물질을 방출시켜 주변에서 대식세포를 끌어 모은다. 그래서 대식세포가 활성화되면 지방조직에 녹아 있던 각종 지용성 염증물질들이 가세하여 지방조직 주변으로 저강도 염증 반응을 일으키게 된다. 그 결과 염증 반응의 일환으로 지방세포가 저장하고 있던 중성지방으로부터 지방산들이 분해되어 흘러나오게 된다. 마치 쓰레기

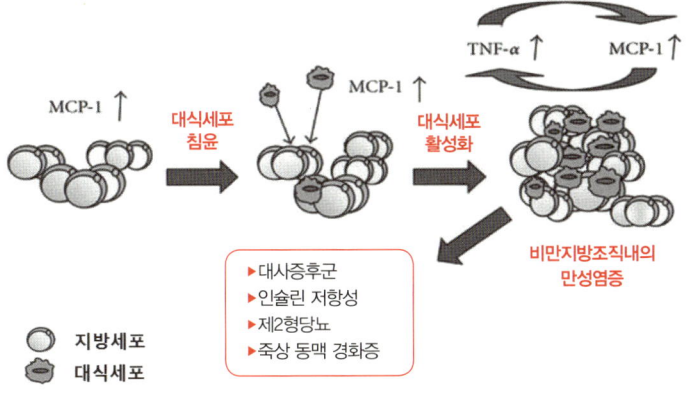

그림3 비만상태에서 지방 조직 주변으로 저강도 염증이 발생하는 기전. 지방세포가 분비하는 각종 친염증성 물질들을 아디포카인(adipokines)이라고 부른다.

더미에서 침출수가 흘러나오는 것처럼 말이다. 이런 현상을 이상지질혈증(dyslipidemia)이라 부른다. 그러므로 처음에 인슐린 분비 증가로 시작된 변화가 인슐린 저항성을 거쳐 저강도 염증 반응을 동반하면서 몸에서 비만, 혈관염, 당뇨라는 구체적인 양상으로 그 모습을 드러내게 되는 것이다.

그러므로 **과잉 칼로리 섭취 → 인슐린 증가 → 체지방 증가 및 비만 → 인슐린 저항성 발생 → 당뇨 발생 → 심혈관질환 발생**으로 이어지는 일련의 진행 과정을 중단시키기 위해서는 우선 지금까지 유지해온 식사 패턴을 확 바꾸어야 한다. 그것은 바로 곡물과 정제 탄수화물을 식사의 기본으로 생각하고 이를 주식으로 많이 먹어온 식사 패턴을 버리고 양질의 단백질과 지방을 섭취하고 탄수화물은 채소로부터 얻는 방향으로 식단 구성을 바꿔야만 한다. 그렇게 하면 몸 안에 축적된 지방이 분해되면서 지방세포에서도 아디포넥틴 레벨이 증가하고 레지스틴 레벨이 감소하는 방향으로 세포 기능이 되살아 나게 된다. 그 결과 체중이 줄고 세포의 인슐린 민감도가 회복되면서 당뇨로부터도 멀어지게 되는 것이다.

그러나 만약 여기서 이런 식단에 변화를 주지 못하게 되면 인슐린 저항성은 당뇨 전단계를 거쳐 당뇨 초기 및 중기 그리고 맨 나중에는 췌장의 베타세포 기능 부전에 이르기까지 일련의 내리막 코스를 밟게 만든다. 그렇게 되면 몸 안에서 인슐린 생산이 부족하게 되어 외부에서 인슐린을 공급해 주지 않으면 안 되는 그런 비참한 상태로 전락하게 될 수 있다.

따라서 이 과정을 전체적으로 조망해 볼 때 당뇨 환자는 처음에는 인슐린 분비 과잉으로 비만하게 되지만 나중에는 조금씩 인슐린이 부족해져서 깡마른 상태로 변해 가는 모습을 확인할 수 있다. 이렇게 처음에 비만하던 환자가 나중에 영양실조 환자처럼 변해가는 이유는 췌장의 베타세포가 더 이상 인슐린을 충분히 생산하지 못하기 때문에 그런 것이다. 그러므로 췌장에서 인슐린을 충분히 생산하고 있는지 아니면 부족하게 생산하고 있는지 여부를 따져보는 것이 당뇨 환자에 있어서는 매우 중요한 의미를 지닌다. 이를 단순히 그 사람의 체형만 가지고 판별하는 것은 정확하지 못하다. 보통은 공복 시 혈당 증가를 보고 대충 짐작할 수 있지만 그래도 정확하게 판정하려면 혈액에서 C-펩타이드란 단백질을 검사하여 그 사람의 인슐린 생산 여부를 판정하는 것이 권장된다. C-펩타이드는 인슐린의 일부분에 해당되는 펩타이드로 인슐린 레벨과 상관 관계를 가지고 있다. 즉, 충분한 인슐린을 만들 경우에는 C-펩타이드 레벨

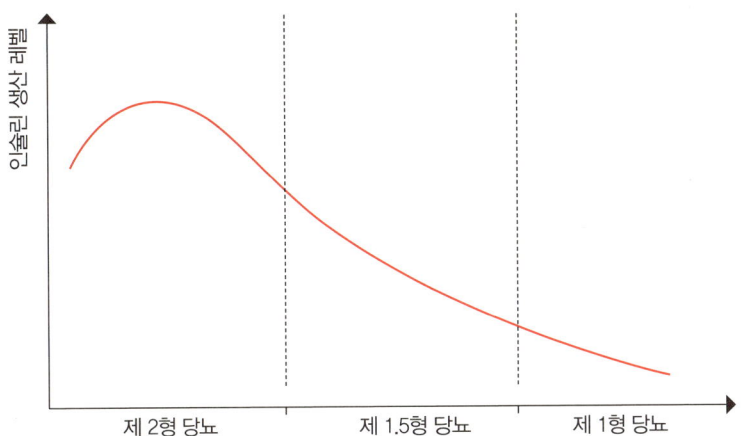

그림4 성인 당뇨병의 진행 단계: 인슐린은 혈당을 간, 근육, 지방 조직 속으로 들어가게 한다. 그러면 혈당이 떨어지고 췌장은 인슐린 분비를 혈당에 맞춰 따라서 줄이게 된다. 이 정교한 조절 작용이 망가지게 되었을 때 당뇨가 발생하게 되는 것이다. 만약 포도당이 세포 속으로 흡수되지 않고 혈액 속에 머무르게 되면 췌장은 혈당을 조절하기 위해 더 많은 인슐린을 생산하여 분비한다. 그러다가 마침내 인슐린을 분비하는 췌장의 베타세포가 지치게 되어 더 이상 인슐린을 분비하지 못하게 되는 단계로 넘어가게 된다. 즉, 몸에서 필요로 하는 양 만큼의 인슐린을 생산하지 못하는 상태가 되는 것이다. 그 때가 바로 제2형 당뇨에서 제1형 당뇨 요인이 겹치게 되는 시점이라고 할 수 있다.(이를 중간에 제1.5형 당뇨라고 부른다.)

이 높고 인슐린을 충분히 만들지 못하는 경우에는 C-펩타이드 레벨이 낮게 나온다. 정상 레벨은 0.5~2.7ng/ml 범위다.

이 검사를 통해 제1형 당뇨와 제2형 당뇨를 구분할 수 있을 뿐만 아니라 제2형 당뇨의 진행과정에서 인슐린 부족이 언제 나타나서 합병되는지 여부를 판단할 수 있다. 즉, 제2형 당뇨 초기에는 C-펩타이드 레벨이 높게 나온다. 이는 인슐린을 충분히 만들어 내고 있지만 그것이 제 기능을 하지 못한다는 의미가 된다.(인슐린 저항성을 시사함.) 그러므로 이런 경우는 인슐린 민감도를 개선시키는 조치를 취할 필요가 있다. 그러나 만약 이 레벨이 0.5ng/ml 이하로 낮게 나오면 이런 경우에는 췌장에서 인슐린을 충분히 생산하지 못한다는 의미이므로 제1형 당뇨가 합병된 경우라고 할 수 있다. 이처럼 인슐린 생산이 부족하다고 판단되면 그 때에는 식생활습관의 교정만으로는 힘들고 인슐린 투여가 함께 병행되어야 할 가능성이 높아진다. 그렇지만 이 때에도 양생 당뇨극복 프로그램을 시행하면 인슐린 사용 가능성을 줄일 수 있다.

생활 속 활동 요인

이번에는 비만, 당뇨 같은 대사장애에 영향을 미치는 요인 중에 식사 요인을 제외한 생활 속 활동 요인에 대해 살펴보자. 현대 사회는 기계의 발달로 인간들이 몸을 거의 사용하지 않고 생활하는 형태로 삶의 모습이 바뀌고 있다. 이런 점은 신체 활동 부족이라는 많은 문제점을 야기시키고 있다. 운동이나 활동이 부족하게 되면 신체의 각종 생리기전에 나쁜 영향을 미치게 된다.

신체 활동이 부족하게 되면 근육에서 에너지를 생산하여 이를 발산시키는 일이 감소하게 되어 체내에 잉여 칼로리가 쌓이게 된다. 이렇게 체지방이 축적되고 연소가 일어나지 않게 되면 AMPK라는 효소 작용에 큰 변화가 일어나게 된다. 이 효소는 효모에서부터 사람까지 모든 동물에 존재하는 효소로 세포의 에너지 항상성을 유지시켜 주는데 중요한 작용을 한다. 다시 말해 세포의 에너지 준위를 모니터링 하는 센서 역할을 하면서 당분과 지방의 연소 속도를 조절하는데 결정적인 역할을 하고 있는 것이다. 이 효소가 활

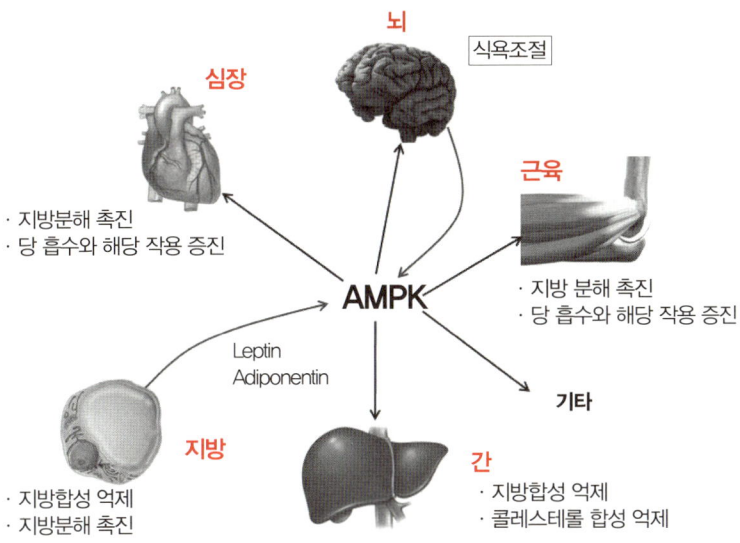

그림5 **AMPK 효소의 작용**

성화되면 혈액 속의 당분과 지질 성분들이 세포 속으로 들어가고 저장된 체지방들이 분해되며 세포 내 미토콘드리아의 에너지 생산이 증가하게 된다. 그래서 체지방을 줄여주고 건강 수명을 늘려주는 역할을 한다. 문제는 이 효소가 나이를 먹어가면서 그 레벨이 감소하고 특히 인슐린 저항성이 발생한 경우에는 더욱 그 활성이 저하된 상태를 유지하는 특징을 보인다는데 있다.

그러니 근육 수축과 같은 운동을 많이 할 경우에는 세포 내 AMPK 효소가 활성화 된다. 전기 자극으로 근육을 수축시킬 경우에도 AMPK는 활성화된다. 또한 매우 허기진 상태가 되어도 이 효소가 활성화 된다. 우리 몸의 간세포, 근육세포, 지방세포 등에서 AMPK 효소가 활성화 되면 에너지를 생산하는데 필요한 원료를 공급해 주기 위해 글리코겐과 지방 같은 저장 물질의 합성을 억제

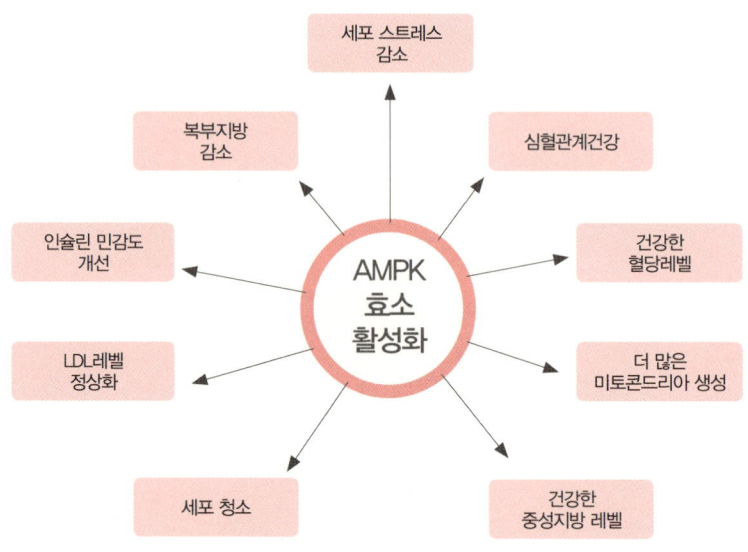

그림6 AMPK 효소 활성화의 효과

시키고 도리어 이런 저장 물질들을 분해시켜 그것들로부터 에너지가 만들어지도록 도와주는 작용을 한다. 그러므로 AMPK는 운동 시 체지방 분해와 같은 대사 속도를 조절하는 스위치 역할을 한다. 또한 AMPK는 지방세포로부터 분비되는 렙틴과 아디포넥틴 같은 호르몬의 분비를 조절하는 세포 내 신호전달 물질로도 잘 알려져 있다. 그래서 렙틴, 아디포넥틴 같은 지방세포가 분비하는 호르몬들은 세포내의 AMPK 신호전달 경로를 활성화시켜서 지방산의 분해(베타 산화)를 촉진시켜 에너지를 만드는데 도움을 준다. 그리고 포도당의 흡수를 증가시키는 일에도 관여한다. 따라서 AMPK가 활성화되지 않으면 지방 분해가 안되어 인슐린 저항성과 비만이 발생하는데 어떤 식으로든 관여한다고 보아야 한다.

문제는 현대인의 생활 패턴이 AMPK 효소의 활성화를 저하시

표1 AMPK 효소 작용에 영향을 미치는 인자들

AMPK 효소 활성 촉진 요인		
▶ 격렬한 운동 ▶ 칼로리 제한, 소식 ▶ 갑상선 호르몬 ▶ 아디포넥틴 ▶ 양질의 오일들 · 올리브 오일 · EPA + DHA · MCTs(mediun-chain TG) ▶ 미토콘드리아 작용 촉진제 · 알파 리포산	· 크레아틴 · 카르니틴 · 코엔자임 큐텐(CoQ10) ▶ (고점성) 식이섬유 ▶ 각종 플라보노이드/폴리페놀 · 안토시아닌 · 녹차(EGCG) · 레스베라트롤 · 커큐민 · 제니스테인 · Chlorogenic acid(녹색 커피콩)	· 포도씨 추출물 · 블루베리 추출물 ▶ 기타 약초들 · 베르베린 · 멀베리 잎 · 계피 · 짐네마 · 돌외(Gynostemma pentaphyllum)

AMPK 효소 활성 억제 요인	
▶ 앉아서 생활하는 스타일 ▶ 칼로리 과잉, 과식	▶ 노화 ▶ 다중불포화지방산의 과다 섭취

킨다는 데 있다. 앞서 말했듯이 AMPK 효소는 운동, 소식, 갑상선 호르몬, 아디포넥틴 등에 의해 활성화된다. 반면 앉아서만 생활하는 스타일, 과식, 노화, 나쁜 지방 섭취 등은 AMPK 효소의 활성화를 방해하는 것으로 알려져 있다.

AMPK 효소 활성도가 떨어지면 다음과 같은 일이 발생하게 된다.

- 복부 내장 지방의 증가
- 전신 염증 레벨의 증가
- 인슐린 저항성 발생 및 혈당 수치의 증가
- 혈중 지질 레벨의 증가(콜레스테롤과 중성 지방)
- 세포 내 미토콘드리아 수와 기능 저하
- 세포 퇴행(예: 신경학적 퇴행 소견)

그러므로 당뇨에서 빠져 나오기 위해서는 식단 조절을 하는 것도 중요하지만 운동이나 활동을 통해 AMPK 효소를 활성화시켜주는 전략도 매우 중요하다. 그래서 당뇨 환자는 움직이지 않으면 안된다. 가만히 앉아서만 생활하면 안되고 부단히 움직이며 활동을 해야 한다. 이것이 비만, 인슐린 저항성, 당뇨에서 탈출하는데 있어 또 하나의 매우 중요한 열쇠에 해당된다.

참고로 당뇨병 약 중에 가장 대표적인 메트포르민(metformin)이란 약이 있는데 이 약의 작용이 AMPK 효소를 자극하여 간에서 포도당 생산을 감소시키고 근육에서 인슐린 저항성을 감소시키는 효과를 일으키는 것이다. 또한 식품이나 약초 중에도 AMPK 효소 활성에 영향을 미치는 것들이 여럿 있다.

사례

마른 당뇨

성인 당뇨 환자 중에 비만이 아닌 사람들이 있다. 이런 사람들은 어느 정도 인슐린 생산이 부족한 요소를 동반하고 있다. 그래서 이를 '마른 당뇨' 라고 부른다. 이런 사람들은 일견 말라 보이지만 복부 내장 주변에는 지방이 많이 차 있는 것을 알 수 있다. 그래서 사지는 가는 편이면서 복부만 볼록한 체형을 가지고 있게 된다.

이들의 체지방은 피하지방이나 근육과 같은 에너지 연소형 장기 주변에 있는 것이 아니라 간, 신장, 췌장 같은 복강 내 장기 주변에 쌓인 내장지방이기 때문에 인슐린 저항성과 같은 대사장애를 더 많이 일으킨다. 실제로 이런 마른 당뇨 환자가 비만형 당뇨 환자보다 심혈관질환에 걸릴 위험과 조기 사망할 확률이 더 높다는 통계도 나와 있다.

실례를 하나 살펴보자.

45세 김씨는 마른 체형으로 정기 검사를 위해 내원하였다. 그의 체질량지수(BMI)는 22로 정상 범위였다. 그는 자신이 한번도 체중이 증가해 본 적이 없었다고 말했다. 그는 평소 남들이 살이 찐다고 꺼려하는 칼국수, 빵, 달콤한 디저트를 마음껏 먹는데도 불구하고 자신은 살이 안 찐다고 은근히 자랑하던 사람이었다. 하루에 청량음료와 밀크 커피를 꼬박 마시고 술도 자주 먹는 편이었다. 운동은 걷기 운동을 하지만 격렬한 운동이나 근력 운동은 하지 않는다고 했다.

내원 당시 그의 공복 혈당 수치는 117mg/dL로 당뇨 전단계에 속해 있었고 중성지방 수치는 350mg/dL, HDL 수치는 35mg/dL 였다. 혈압은 150/95 mmHg으로 체크되었다. 원래 그가 기억하고 있던 자신의 혈압은 110/75mmHg 이었다.

김씨는 자신의 검사 결과가 이렇게 나온 것에 놀라서 충격을 받은 것이 역력해 보였다. 자신이 당뇨 전단계로 제2형 당뇨로 넘어가는 와중에 있고 언제든지 심장 발작과 암, 통풍, 치매 같은 질병에 걸릴 위험 범위 안에 들어 와 있다는 사실에 충격을 받은 것 같았다.

이처럼 성인에서 비만하지 않은 사람들 사이에서도 당뇨가 많이 발생하고 있다. 그러므로 자신의 체형이 비만이 아니라고 안심하며 정제 탄수화물처럼 인슐린 분비를 자극하는 음식들을 계속 먹고 생활 속에서 활동이나 운동을 하지 않는다면 자신도 모르게 언젠가는 당뇨에 걸릴 수 있음을 분명히 깨달아야 한다.

그러므로 마른 사람도 정기적인 혈액 검사를 통해 자신의 몸 속에서 인슐린 저항성이 발생하여 진행되고 있는지 여부를 확인해 볼 필요가 있다.

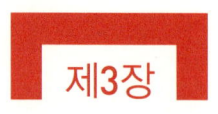

인슐린 저항성

    당뇨의 진행 과정은 다음 2가지 기전에 의해 그 양상이 매우 다양하게 결정된다.

    첫째, 인슐린 저항성의 발생으로 인해 대사장애가 동반되는 기전이다.

    둘째, 혈관내피세포의 기능 부전으로 (큰 혈관, 모세)혈관염이 발생하여 혈액순환장애가 발생되는 기전이다.

    여기서는 우선 첫 번째 기전에 대해 살펴보고 두 번째 기전은 다음 제4장에서 살펴보기로 한다.

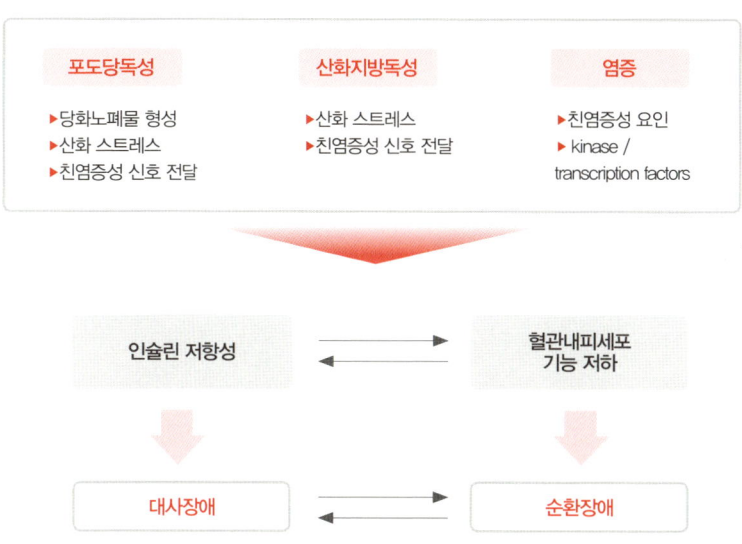

그림1 당뇨 진행 과정에서 다양한 양상이 나타나는 기전

인슐린 저항성이란?

　인슐린 저항성이란 세포막의 인슐린 수용체가 인슐린의 작용에 반응하지 않는 것을 말한다. 이를 다른 말로 인슐린 민감도가 떨어졌다라고 반대로 표현하기도 한다. 이것은 세포막에 있는 인슐린 수용체의 단백질 일부에 당화 노폐물 또는 트랜스 지방 등이 결합하여 그것의 기능을 저하시켰기 때문에 일어나는 현상으로 추정되고 있다. 그러므로 체내에 과잉의 당분이나 이물질이 존재하고 있는 것이 제일 원초적 원인이라 할 수 있다.

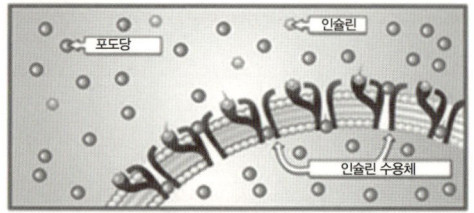

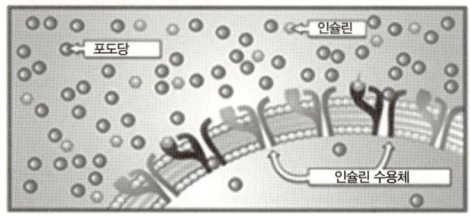

그림2 인슐린 저항성에 대한 설명. 세포막의 인슐린 수용체가 인슐린에 반응하지 못해 당분을 흡수하지 못하게 된다.

인슐린 저항성의 결과

인슐린 저항성이 몸에서 일으키는 주요 변화를 설명하면 다음과 같다.

첫째, 몸에서 인슐린을 더 많이 분비하게 만든다. 인슐린이 효과적으로 작용하면 적은 양으로도 포도당을 세포 속으로 쉽게 밀어 넣을 수 있으나 인슐린 저항성이 생긴 경우에는 이런 효과를 달성하기 위해 췌장에서 더 많은 양의 인슐린을 분비해야만 한다.

둘째, 혈당이 증가되고 이것이 천천히 떨어지게 된다. 이것은 인슐린 작용이 원활하게 일어나고 있지 못하기 때문에 생기는 현상이다.

셋째, 당분이 에너지 연료로 사용되거나 글리코겐이란 저장 탄수화물로 전환되는 과정이 줄어들게 된다. 다시 말해 인슐린 저항

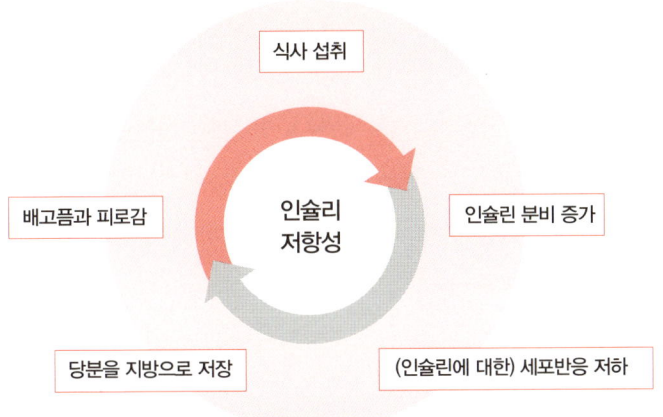

그림3 인슐린 저항성 발생의 악순환 고리가 형성되는 과정

성이 생기면 잉여 당분이 우선적으로 글리코겐으로 저장되는 효율이 떨어지게 된다.

넷째, 잉여 당분이 지방으로 전환되는 양이 늘어나게 된다. 인슐린 저항성이 발생하면 당분을 중성지방으로 전환시키는 과정이 늘어나게 된다.

이를 다시 한 번 풀어서 이야기 해 보자. 세포막의 수용체가 인슐린의 작용에 효율적으로 반응하지 않게 되면 세포가 포도당을 충분히 이용하지 못하게 된다. 그러면 이를 극복하기 위해 췌장에 더 많은 인슐린을 생산해 달라고 요구하게 되고 그 결과 인슐린 레벨이 높아지지만 그래도 여전히 세포에서는 포도당을 이용하지 못해 남아도는 잉여 당분을 간이 중성지방으로 전환시켜 이를 간과 몸통 중심부에 내장지방과 뱃살로 축적시키게 된다. 그러면 그 때부터 각종 대사장애가 일어나게 된다는 줄거리다.

그래서 인슐린 저항성이 발생하면 이른바 복부 비만이 생기게 되는데 그렇게 되면 당분으로부터 만들어진 중성지방이 지방조직의 세포 속에 과도하게 축적되면서 지방세포에서 나오는 아디포넥틴, 렙틴 같은 각종 호르몬들의 분비 기능에 지장을 주어 식욕 조절이 잘 안되고 쉽게 배고픔을 느끼며 지방 연소가 중단되는 사태를 맞이하게 된다. 그래서 세포가 충분한 에너지를 생산하지 못하기 때문에 세포 주변에는 연료가 풍부한데도 세포 안에는 사용할 연료가 효율적으로 연소되지 못해 자꾸 당분처럼 쉽게 연소되는 칼로리를 섭취하려는 경향을 보이게 된다. 이른바 풍요 속의 빈곤 상황이라 할 수 있다. 그래서 인슐린 저항성에 빠진 사람은 음식을 탐하고 그 음식을 먹고 나도 에너지를 얻기 보다는 몸이 더 처지고 피곤함에 빠져들고 정신이 맑지 못한 상태를 유지하게 된다. 그래서 이를 극복하고자 다시 또 음식을 섭취하는 악순환의 고리에 빠지게 되는 것이다.

지방 조직의 지방세포(adipocyte)는 단순히 잉여 칼로리를 저장하는 역할만 하는 것이 아니라 각종 호르몬을 분비하는 엄연한 내분비 호르몬 조직의 하나에 해당된다. 이들이 분비하는 호르몬과 지방산은 인슐린 작용에 대해 다음과 같은 작용을 한다.

아디포넥틴	인슐린 민감도를 증가시켜 준다.
레지스틴	인슐린 민감도를 저하시켜 준다.(인슐린 저항성 증가)
렙틴	식욕을 줄여주고 대사율을 증가시켜 준다.
자유 지방산	인슐린과 렙틴 민감도를 줄여준다.(인슐린 저항성을 증가)

따라서 인슐린 저항성의 결과로 혈중 인슐린 레벨이 높아져서 체내 중성지방의 합성이 증가하게 되면 지방세포는 상기 언급한 정상적인 작용들을 제대로 수행하지 못해 타격을 입게 된다. 그래서 지방조직 주변으로 저강도 염증 반응이 일어나며 국소 및 전신에 걸쳐 각종 대사 장애를 유발하게 되는 것이다.

인슐린 저항성이 생기면 생체 대사에 여러 변화가 일어난다. 이를 요약하면 다음과 같다.

- 우선 혈중 포도당 레벨이 증가하여 고혈당이 된다. 즉 당뇨 진행 과정으로 들어가게 된다.
- 점차 혈중 인슐린 레벨이 증가하게 된다.
- 인슐린은 혈관 수축 작용을 일으켜 혈압을 증가시킨다.
- 인슐린의 작용으로 체지방 합성이 증가하여 과체중 또는 비만이 된다. 이렇게 생긴 지방은 주로 내장과 복부 둘레에 쌓이게 된다.
- 아울러 몸 속 염증 레벨을 증가시킨다.
- 혈중 중성지방 레벨이 증가한다.
- 지방조직에서 지방산을 방출하여 이상지질혈증(dyslipidemia)을 일으킨다.
- 체내 HMG-CoA 환원효소를 자극하여 콜레스테롤 합성을 증가시킨다.
- LDL 지단백 패턴을 크고 밀도가 낮은 형태(아형 A)에서 작고 밀도가 높은 형태(아형 B)로 변화시킨다. 아형 B는 혈관벽을 잘 침투하여 플레이크를 형성하는데 기여하는 형태다.
- HDL 지단백 레벨을 떨어뜨린다.
- 혈액 응고성을 증가시킨다.

사람마다 상기 대사 변화가 나타나는 순서가 다를 수 있다. 즉, 어느 사람에서는 비만과 복부 둘레 증가가 먼저 나타날 수 있고 다른 사람에서는 고혈압이 또 다른 사람에서는 혈당 증가가 먼저 나타날 수 있다. 그래서 이와 같은 경우를 전부 통틀어서 **대사증후군**(metabolic syndrome)이라고 부른다. 다시 말해 대사증후군이란 인슐린 저항성이 발생하여 나타나는 대사 장애를 일컫는 말로 임상적으로는 다음 5가지 증상 중 3가지 이상이 있을 때 붙이는 진단명이다.

1) 중심비만(central obesity): 남자의 경우 허리둘레가 102cm 초과, 여자의 경우 허리둘레가 88cm 초과 (참고: 한국인 및 동양인의 경우 대개 남자의 경우 허리둘레는 90, 여자는 80 정도가 평균임.)
2) 고중성지방혈증(hypertriglyceridemia): 중성지방이 150mg/dL 이상
3) HDL 지단백 농도가 낮음: 남자의 경우 40mg/dL 미만, 여자의 경우 50mg/dL 미만
4) 공복 혈당이 100mg/dL 이상
5) 고혈압: 수축기 혈압이 130mmHg 또는 이완기 혈압이 85mmHg 이상인 경우

한편, 임상적으로는 인슐린 저항성으로 다음과 같은 증상들이 나타난다.

- 에너지 저하 및 쉽게 피곤함을 느낌. 특히 식후에 더욱 심함.
- 식사 후에도 여전히 배고픔을 자주 느낌

- 집중력 저하와 머리가 텅 빈 느낌
- 복부 비만
- 식사를 거르면 짜증을 내고 안절부절 하게 된다.
- 특히 오후에 기력저하가 뚜렷이 나타남

그러므로 이런 증상을 가지고 있는 사람은 자신의 몸에서 인슐린 저항성이 발생하지 않았나 검사를 해볼 필요가 있다.

또한 인슐린 저항성은 대사장애뿐 아니라 다음 단계로 혈관장애가 발생하는데 기여하기 때문에 그 의미가 심각하다고 말할 수 있다.(참고: 제4장 당뇨와 혈관질환의 관계) 사실 혈관장애가 일어나는 원인 역시 혈당 문제가 그 직접적인 이유라 할 수 있다. 그래서 증가한 혈당이 일으키는 당화 작용과 관련 염증으로 유발된 산화 스트레스가 혈관 손상을 일으키는 주된 기전이라 할 수 있다. 적혈구 하나가 통과하기 힘들 정도로 가는 모세혈관 레벨에서는 당화 단백질들이 서로 엉겨 붙어 혈액 순환을 방해하고 비교적 큰 동맥에서는 혈관염이 일어난 곳을 중심으로 플레이크를 형성하는 방식으로 죽상동맥경화증을 만들어 혈액 순환을 방해하게 된다. 이 과정에 혈액 속의 유해한 LDL 지단백 입자들이 관여하고 있는 것으로 알려져 있다. (참고: 본인의 다른 저서인 **"콜레스테롤과 포화지방에 대한 오해풀기"** 및 **"건강한 지방을 먹자"**에 좀 더 자세한 내용이 적혀 있다.)

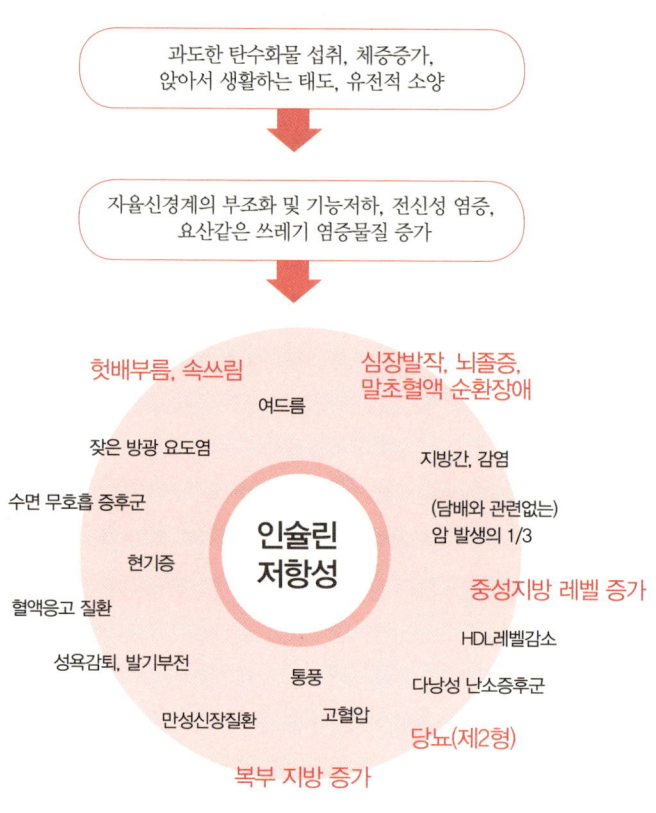

그림4 인슐린 저항성으로 나타나는 다양한 임상 증상들.

인슐린 저항성의 해결책

이런 인슐린 저항성의 악순환 고리를 차단하기 위해서는 무엇보다도 인슐린 분비를 억제시키고 체중을 감량하는 조치가 먼저 진행되어야 한다. 그렇게 되면 인슐린 민감도가 개선되면서 혈당이 안정화 된다. 오늘날 당뇨 환자의 90%가 제2형 당뇨이고 그 중 90%가 과체중 또는 비만을 동반하고 있다는 점을 감안하면 체중 감량이 이 문제에서 차지하는 비중이 얼마나 중요한지 깨달을 수 있다. 그래서 체중 감량, 혈당 조절, 인슐린 저항성 개선 등은 결국에는 다 같은 맥락에서 함께 움직이는 수레바퀴 사이라는 사실을 알아야 한다. 그런데도 의사들은 왜 환자들에게 이런 사실을 직설적으로 말해주지 않는 것일까? 이 점에 대해서는 나중에 제2, 3, 4부에서 자세히 논하기로 한다.

그러나 그 전에 우선 간단히 설명을 하면 제2형 당뇨에서는 체중을 줄이는 것이 곧 인슐린 저항성을 개선시키는 길과 직결되고 이것은 다시 혈당을 관리하는 길에 해당된다는 삼자 등식의 원칙을 기억하고 있어야 한다. 그리고 이런 것들을 모두 포괄하여 한꺼번에 달성할 수 있는 방법이 **"몸속 대청소"**란 사실도 명심해 둘 필요가 있다.

"몸속 대청소"는 몸 속에서 불필요한 것들을 없애주고 새로이 필요한 것들을 공급해 주는 교환 작업을 의미하는 단순한 용어이지만 그 과정을 통해 체중 감량, 인슐린 저항성 개선, 혈당 조절 등이 자동적으로 달성되기 때문에 결국은 이상의 모든 문제를 포괄적으로 해결하는 상위의 개념이라고 보아야 한다. 다시 말해 흐트러진 대사장애 문제를 다시 원래 대로 리셋(재설정) 시켜주는 작업을 하는 것이 **"몸속 대청소"** 작업이라 할 수 있는 것이다.

"몸속 대청소"를 실시하면 당연히 인슐린 저항성과 같은 대사장애의 원인들이 사라지고 혈당, 혈압, 체중 같은 신체지수들을 정상 범위로 환원시킬 수 있게 된다. 따라서 **"몸속 대청소"** 작업을 통해 몸 속 환경을 최적화시키는 목표에 집중하면 체중, 인슐린 저항성,

혈당, 혈압 같은 개별적인 소소한 문제들은 저절로 정상화될 수 있는 만큼 큰 시야를 갖고 대사장애 문제를 해결하려는 전략을 세우는 것이 인슐린 저항성과 관련된 모든 문제를 해결하고 몸의 균형을 회복시키는 가장 확실한 방법이라 생각한다.

> **참고**
>
> 양생 당뇨 극복 프로그램에서 다음과 같은 말들이 모두 같은 의미로 사용되고 있다고 이해해야 한다.
>
> ▶ 체중을 줄이는 것
> ▶ 인슐린 저항성을 개선시키는 것(인슐린 민감도를 증진시키는 것)
> ▶ 혈당을 관리하는 것
> ▶ "몸속 대청소"를 하는 것(몸 속 환경을 정화시키는 것)

체중을 줄이고 인슐린 저항성을 개선시키고 혈당을 안정화시키기 위해 **"몸속 대청소"**를 하는 프로그램 속에는 식단 개선은 물론 운동, 수면 등 생활 속의 잘못된 습관들을 함께 개선하려는 노력도 포함된다. 그러나 무엇보다도 중요한 점은 식단 조절 항목이다. 그래서 철저한 저탄수화물 식단을 실천하도록 노력해야 한다.

이와 더불어 생활 속의 운동 및 활동 증가 항목 역시 강조하지 않을 수 없다. 현대인들은 과거 우리 조상들에 비해 신체 활동을 거의 하지 않는 상태라고 할 수 있다. 이로 인해 혈당과 지방을 에너지로 연소시키는 AMPK라는 효소의 작용이 많이 저하된 상태에 있다.

AMPK 효소는 당분을 미토콘드리아로 끌어들여 에너지를 생산하게 만드는 효소로 이것이 활성화 되면 혈당이 내려가고 체지방이 연료로 사용되는 일이 증가하게 된다. 그래서 체중이 줄고 몸 속의 각종 염증 레벨도 줄고 수명이 연장되는 좋은 일이 일어나게 된다. 이것은 한마디로 인슐린 저항성을 개선시켜주는 방향과 정확하게 일치한다. 그러므로 인슐린 민감도을 다시 회복하고 싶은 사람은 반드시 이 사실을 머리 속에 단단히 새겨 두고 있어야 한다.

AMPK 효소를 활성화시키는 여러 요인들에 대해서는 제2장의 표에 적어 놓았다. 그 중에서 식단 이외의 운동이란 항목에도 주목하여 주길 바란다. 운동을 하면 AMPK라는 효소가 활성화되어 인슐린 저항성을 극복하는데 많은 도움을 줄 수 있다는 사실을 말이다.

또한 인슐린 민감도를 증가시켜 주는 식이섬유, 종합비타민과 멀티미네랄, 베르베린, 멀베리(뽕잎), 당살초 같은 영양보충제를 복용하는 것도 역시 도움을 준다. 특히 수용성 식이섬유의 경우에는 장 점막의 L세포에서 GLP-1이란 호르몬 물질을 더 많이 분비하게 만들어 준다. GLP-1은 전신 세포에서 인슐린 민감도를 증가시켜 혈당 조질 작용을 향상시켜 주고 포만김을 촉진시켜 추가적인 음식 섭취를 줄여주며 위장 속의 내용물이 아래로 내려가는 속도를 조절하여 식후 혈당을 안정화시켜 주는 역할을 하는 물질이다.

그러므로 인슐린 민감도를 높이기 위한 방법들을 요약하면 다음 표와 같다.

인슐린 저항성을 개선하기 위한 방법
(주로 식이적 전략들만을 중심으로)

- ▶ 체중 감량
- ▶ 혈당 관리 전략
- ▶ 저탄수화물 식단(저당지수, 저당부하지수, 고단백, 고지방 식단)
- ▶ AMPK 효소 활성화 전략
- ▶ 양질의 건강한 지방/오일 공급
- ▶ 수용성 식이섬유 공급
- ▶ 충분한 미네랄 공급
- ▶ 충분한 항산화제 공급

지방 조직에서 비만, 염증, 인슐린 저항성의 상호 관계

잘못된 식생활습관 또는 병적 요인으로 말미암아 비만, 염증, 인슐린 저항성이 발생할 수 있다. 이들은 어느 것이 먼저라 할 것이 없이 같이 생겨나기도 하고 어느 하나가 먼저 생기면 다른 것이 따라서 발생하는 그런 높은 상호관련성을 갖고 있다.

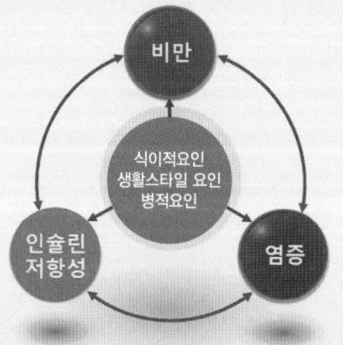

그림5 비만, 염증, 인슐린 저항성의 상호 관계

비만으로 지방 조직이 비후하게 되면 IL-6, IL-8, 자유지방산, TNF-a, MCP-1 같은 염증성 사이토카인(아디포카인)들이 방출되고 지방조직 내로 대식세포들이 침윤하여 저강도 염증 반응을 일으킨다. 그러면 지방세포 전구물질들의 분화가 억제되고 지방세포에서 분비되는 아디포넥틴의 분비가 줄고 레지스틴, RBP4, C1QTNF5 등의 레벨이 증가하여 염증을 더욱 진행시키고 세포막에 인슐린 저항성이 발생하게 만든다.

그러므로 이 3가지 병리 기전은 비후된 지방 조직에서 항상 동시에 일어나는 일로 기억하고 있어야 한다.

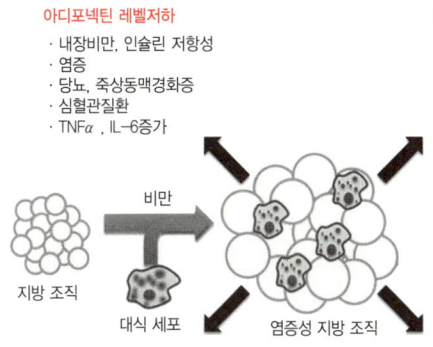

그림6 지방 조직에서 비만과 염증으로 인해 인슐린 저항성이 생기는 기전

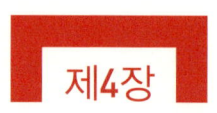

제4장
당뇨와 혈관 질환의 관계

앞서 제3장에서 인슐린 저항성이 혈관장애를 일으키는데 기여한다고 말했다. 실제로 당뇨 환자들은 심혈관질환으로 사망할 위험성이 2-3배 더 높다. 여기서는 당뇨 환자에서 왜 혈관질환이 잘 발생하는지 살펴보기로 한다.

혈관 내벽에는 글리코칼릭스(glycocalyx)라는 얇은 보호막이 혈관 내피세포층 위에 형성돼 있어 독소나 염증 세포들이 혈관내피세포층에 들러붙지 못하도록 막는 역할을 하고 있다. 그러나 세균, 흡연, 혈압, 혈당 증가, 산화지방 같은 위험 요인들이 존재하게 되면 이 보호막이 손상되면서 혈관내피 세포막이 그대로 위험인자에 노출된다. 그래서 세균, 당화 노폐물, 산화 지방, 독소들이 혈관내피 세포의 세포막에 달라붙으면서 혈관 염증을 일으키게 된다. 이것

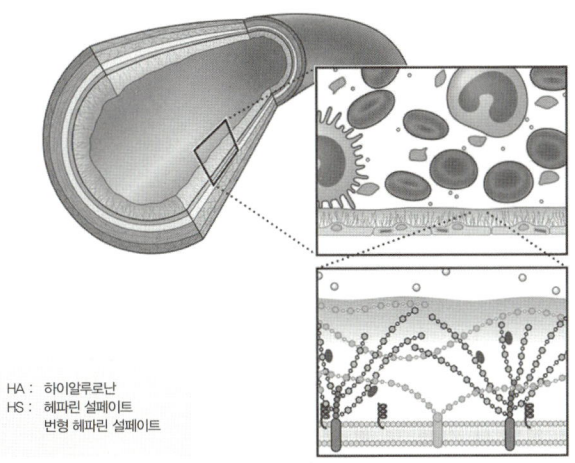

그림1 혈관내피세포층의 구조. 헤파린 설페이트(HS ; Heparan sulfates), 하이알루로난(HA ; hyaluronan), CD44등이 글리코갈릭스 층을 구성하는 주요 성분들이다.

이 바로 동맥경화증의 핵심 원인인 혈관염의 발생 기전이다. (참고: 이 점에 대해서는 본인의 다른 저서인 **"심혈관질환의 예방 및 근본 치유법"**과 **"건강한 지방을 먹자"**에 좀 더 자세히 설명되어 있다.)

이런 이유로 혈당이 증가되어 있는 당뇨 질환은 죽상동맥경화증과 미세순환장애의 사전 위험 요인이라 할 수 있다. 혈당이 증가하여 인슐린 저항성이 발생하게 되면 혈관 수축, 혈압 상승 그리고 산화적 스트레스 등이 추가적으로 가해지면서 혈관벽의 내피세포 기능이 저하되어 탄력을 잃고 동맥벽에 플레이크가 형성되며 혈액의 성질도 끈적거리고 탁해져서 혈전 생성의 위험성이 증가하게 된다. 그 결과 적혈구 하나가 겨우 통과할 정도의 모세혈관 레벨에서는 혈액순환장애가 빨리 일어나 내피세포가 누수 및 파열되고 그보다 큰 세동맥이나 중,대동맥 레벨에서는 플레이크가 형성되어 혈류의 흐름을 감소시키는 일이 진행된다. 따라서 당뇨 환자는 시

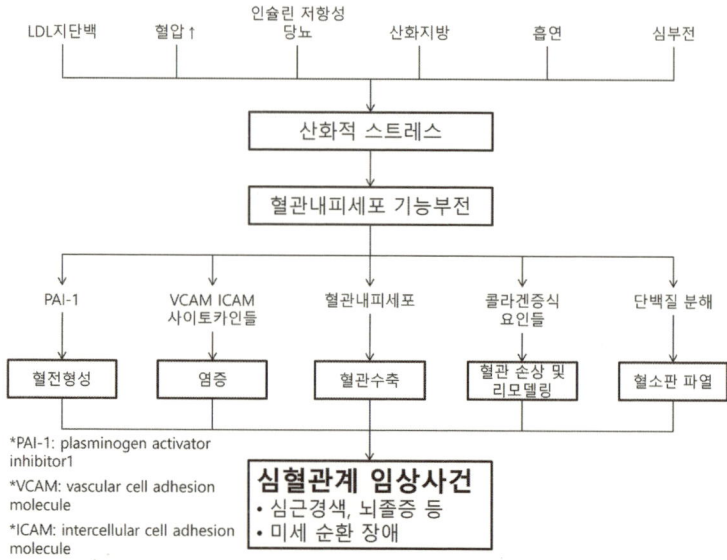

그림2 인슐린 저항성과 당뇨로 인해 혈관내피세포의 기능부전증이 진행되는 과정

간이 갈수록 각종 혈관질환을 합병증으로 갖게 될 수 밖에 없는 그런 처지에 놓이게 된다. 이를 **'당뇨로 인한 혈관내피세포 기능부전증'** 이라고 따로 부르기도 한다.

혈관내피세포가 기능부전에 빠지게 되면 거기에서 생산되는 산화질소(NO)의 생산과 이용이 저하되면서 VCAM, ICAM, 각종 친염증성 사이토카인들이 방출되고 시간이 갈수록 조직 내에 앤지오텐신 II 효소가 증가하게 된다. 그 결과 혈관들이 수축하고 혈액 속 백혈구들이 혈관벽에 달라붙어 염증을 유발시키고 혈소판도 응집되어 혈전을 형성하게 되는 경향을 보이게 된다. 이와 동시에 작은 LDL 지단백(아형 B) 속의 지질들이 산화되면서 혈관벽 속으로 침투하여 축적되고 혈관 평활근 세포들이 증식하게 되면서 혈류가 점점 막혀가게 된다.

이렇게 기능이 떨어진 혈관내피세포의 기능을 다시 살리기 위해서는 무엇보다 먼저 혈관벽에 손상을 주는 위험 요인들을 없애는 일부터 시작해야 한다. 담배를 피우는 사람은 금연을 해야 하고 당뇨 환자에서는 혈당을 떨어뜨려야 한다. 이 밖에 치주 염증이나 장 속에 각종 숨은 염증을 가지고 있는 사람들은 그런 염증들을 제거해 주어야 한다. 그리고 몸 속에서 진행중인 염증 레벨을 낮추기 위해 **"몸속 대청소"**를 실시할 필요가 있다. 이를 위해 당장 식단을 바꾸고 몸에 필요한 미세 영양 성분과 항산화제 성분들을 충분히 공급해 주는 조치를 취하도록 신경을 써야 한다. 또한 운동이나 생활 속의 활동량을 늘려 혈관의 탄력성을 회복시켜 주는 조치들도 함께 취해주면 더욱 빨리 회복될 수 있다. 이런 다양한 조치들을 적절히 조기에 구사하면 망가진 혈관내피세포 기능을 되살려 해당 장기와 조직의 재생을 기대할 수 있다. 이에 관한 구체적인 내용은 제4부에서 좀더 자세히 언급하기로 한다.

혈관내피세포의 기능

혈관 내벽을 둘러싸고 있는 얇은 세포들로
- 혈액과 주변 조직 사이에 물질(분자)들이 이동하는 것을 선택적으로 방어하는 역할을 한다.
- 만약 염증이 발생한 곳에서는 백혈구가 빠져나가도록 돕는 작용을 한다.
- 혈류가 잘 통과할 수 있도록 혈관을 이완시키는 물질을 방출한다.(예: 산화질소)
- 혈류 흐름을 통해 혈류 역학을 결정짓는 역할을 한다.
- 혈소판의 응집과 염증을 조절하는 역할을 담당한다.

당뇨 합병증

당뇨에 걸리면 보통 평균 수명이 약 5-10년 정도 더 짧아진다. 그리고 남은 생을 불편하게 살게 된다. 그 이유는 당뇨가 만성 질환이라 전신에 여러 합병증을 불러오기 때문이다. 특히 당분자가 단백질 분자들과 결합하여 당화작용(glycosylation)을 일으키고 여기에 산화 스트레스가 가세하면서 혈관내피세포에 손상을 주어 혈액순환에 장애를 일으키는 일이 흔히 발생하기 때문이다. 이것이 주로 모세혈관 레벨에서 일어나기 때문에 미세순환장애를 일으켜 말초신경에 손상을 입히거나 신장 사구체나 눈의 망막 혈관에서 누수 또는 파열이 동반되는 현상을 일으킨다. 그래서 이러한 혈관장애가 당뇨병 진행 과정 중에서 가장 큰 특징을 이루게 된다.

앞 장에서 설명하였듯이 혈관장애는 모세혈관 수준의 미세순환 장애와 이보다 좀 더 큰 소동맥 이상에서 죽상동맥경화증을 일으키는 것으로 구분해 볼 수 있다. 미세순환장애로는 눈의 망막 질환과 신장의 사구체염 등이 대표적이라 할 수 있다. 이보다 큰 관상동맥이나 뇌동맥에 염증을 일으켜 심장병과 뇌졸중을 일으키는 경우도 당뇨 환자에서는 흔히 볼 수 있다. 혈당이 혈관벽에 손상을 일으켜 염증 반응을 유발시키고 이로 인해 죽상 플레이크가 형성되고 혈관 탄력이 상실되는 변화가 일어나게 만드는 것이다. 그로 인해 당뇨 환자에서 실제 가장 큰 사망 원인은 당뇨 자체가 아니라 그것의 합병증인 심혈관질환이란 사실을 알고 있어야 한다.

 이 밖에 말초 감각신경에 장애를 일으키는 당뇨병성 말초신경염과 사지에 발생한 상처나 궤양이 잘 아물지 않는 당뇨병성 족부 궤양 같은 경우도 흔히 볼 수 있는 당뇨 합병증에 해당된다. 그래서 성인의 시력 상실, 콩팥 기능부전, 사지 절단을 하게 만드는 악성 궤양 및 감염 같은 질환을 역으로 살펴보면 당뇨가 제일 흔한 원인을 차지하고 있음을 알 수 있다.

 또한 혈당은 세포막에 있는 단백질과도 결합하여 각종 수용체들의 기능을 마비시키는 작용을 한다. 세포막 수용체의 단백질 기능이 마비되면 인슐린을 포함하여 각종 호르몬들의 기능이 저하되고 신호전달을 담당하는 각종 사이토카인들간의 소통 작용이 원활하지 못해 염증 및 면역 기능 이상이 초래된다. 그래서 여드름, 뾰루지 같은 피부 감염증, 치주염 및 구강 염증, 지방간, 골다공증, 담석 및 담낭염 같은 질환들도 자주 합병된다.

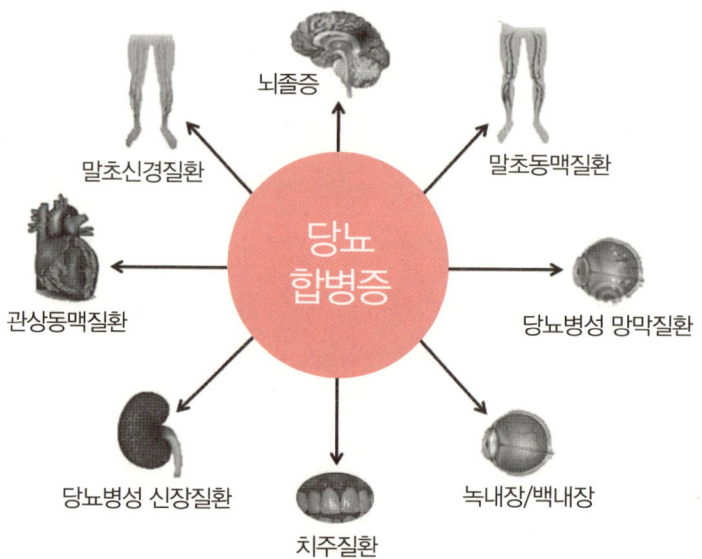

그림1 당뇨가 건강에 미치는 효과(당뇨 합병증)

그럼 혈당이 높으면 왜 혈관 및 세포 손상이 생기는가? 지금까지 밝혀진 연구들을 종합해보자.

- **당화노폐물(AGEs)의 형성 증가:** 세포 내에 고혈당은 세포내외로 당화노폐물을 형성시키는 촉발 요인이 된다. 당화노폐물이 세포의 수용체에 흡착되어 친염증성 사이토카인들과 기질 단백질의 합성을 자극하게 된다.

- **폴리올(polyol) 경로 유입을 증가시킨다.** Aldose reductase가 활성화 되면 포도당이 솔비톨로 전환되는 것이 증가된다.

- **Protein kinase C isoforms을 활성화시킨다.** 세포 내 혈당이 증가되면 당뇨 환자의 혈관 세포들 속에서는 diacylglycerol의 양을 증가시키는 작용이 일어난다.

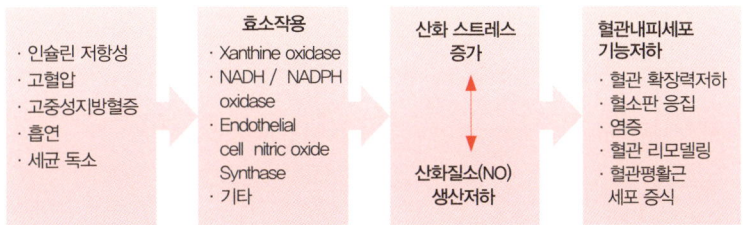

그림2 인슐린 저항성이 있을 때 산화 스트레스가 발생하여 혈관내피세포의 기능을 저하시키는 과정

- **Hexosamine 경로 유입을 증가시킨다.** 세포 내 포도당이 증가하면 이것이 hexosamine 경로로 이동되는 양이 증가한다. 그래서 TGFβ1(transforming growth factor β 1)과 PAI-1(plasminogen activator inhibitor-1)의 생산을 증가시킨다.

이 4가지 기전은 비록 다른 방식이지만 결국에는 미토콘드리아의 전자전달 시스템에 의해 슈퍼옥사이드 음이온(O2-)의 과도한 생산을 유도하는 셈이 된다. 그래서 결과적으로 당뇨 환자에서는 고혈당으로 인해 미토콘드리아 내에서 산화 스트레스가 증가되고 이를 막는 항산화 효소들이 고갈되어 세포 기능이 저하되어 가는 과정을 밟는다는 사실이 분명하게 밝혀진 상태다.

혈관내피세포에서 xanthine oxidase 레벨이 증가되는 것이 국소적으로 슈퍼옥사이드 음이온의 방출을 증가시키고 이들이 아주 빠르게 산화질소(nitric oxide)와 반응함으로써 한편으로는 혈관 이완을 감소시키고 혈소판의 응집을 증가시키며 다른 한 편으로는 peroxynitrite anion의 형성이 일어나게 만든다. 이 peroxynitrite anion이 매우 독성이 강하고 세포 신호전달에 결정적인 역할을 하는 몇 가지 효소들을 비활성화시키는 작용을 한다는 점을 잘 알고 있어야 한다.

그래서 보통 당뇨 환자에서 고혈압이 생기기 전에 반응성 산소종(ROS)과 체내 항산화제 사이의 균형이 깨져서 환원된 글루타치온/산화된 글루타치온의 비율이 낮아지는 일이 먼저 선행적으로 일어난다.

또 다른 악순환은 적혈구 막에 결합된 당화노폐물이 지질과산화물(lipoperoxides)의 생산을 자극하고 혈관내피세포에 유착될 때 일어난다. 이 과정은 다시 단핵구 세포들이 혈관내피세포를 통해 혈관벽 속으로 들어가는 것을 허락하는 기회를 제공한다. 그 결과 산화 스트레스는 더욱 악화되고 혈관벽의 염증이 심해진다. 그래서 이런 진행을 차단하기 위해 사전에 효과적으로 개입하는 여러 방법들이 제시되었지만 그런 것들은 모두 일사적인 미봉책에 불과하며 근본적인 치료가 아니기 때문에 **"몸속 대청소"**만큼 효과적인 방법은 없다고 생각한다.(참고: 제4부)

그런데 오늘날 대부분의 당뇨 환자들은 근본적인 치료를 외면하고 약으로 혈당만 조절하다가 결국에는 합병증으로 시력을 잃고 사지를 절단하고 혈액 투석을 받고 팔다리에 이상한 저림 현상을 느끼면서 괴로워하고 밤에 깊은 잠을 자지 못하고 불안에 떨면서 살아가는 길을 가고 있다. 이들이 일반 사람들에 비해 심장발작에 걸릴 위험이 11배나 높고 뇌졸중에 걸릴 위험은 150% 높다는 통계가 나와 있다. 또한 보통 사람이 뇌졸중에 걸리면 사망률이 17%

정도이지만 당뇨 환자가 뇌졸중에 걸리면 거의 100% 사망하게 된다는 통계도 나와 있다. 이뿐 아니라 당뇨가 오래 지속되면 몸 속 대사 환경을 악화시켜 암 발생과 알츠하이머병과 같은 치매 발생을 증가시킨다. 하버드 대학의 암센터에서 발표된 자료에 따르면 모든 암의 약 80% 정도가 적어도 부분적으로 혈당의 불균형과 인슐린 문제와 관련되어 있다고 밝히고 있다. 또한 신경학회지 발표에 따르면 당뇨가 치매 발생률을 두 배 정도 증가시킨다고 말하고 있다.

당뇨 말기로 가서 췌장에서 인슐린 생산이 떨어지기 시작하면 혈당이 증가하고 혈중에 케톤 레벨이 증가하면서 체액이 산성으로 기우는 당뇨병성 비케톤성 고혈당 고삼투압성 의식불명(Non-ketotic hyperglycemic hyperosmolar Coma) 상태에 빠질 수 있다. 이것은 매우 위독한 상황으로 응급 조치를 취하지 않으면 사망할 수 있는 무서운 합병증이다. (이를 간단히 **당뇨병성 케토산증**이라고 부르기도 한다.)

끝으로 당뇨 자체의 문제도 문제지만 당뇨병 약을 복용하면서 그 약물로 인한 합병증이 발생하는 것도 큰 문제라고 할 수 있다. 당뇨 약마다 합병증의 종류가 다르지만 가장 큰 문제는 약물 복용으로 심혈관계 합병증이 발생하는 일이다. 보통 평균적으로 당뇨 약물을 복용하게 되면 심장발작 같은 심혈관질환으로 사망할 위험률이 64% 이상 증가하게 된다는 연구 결과도 나와 있다. 또한 당뇨 약의 장기 복용이 알츠하이머병, 치매, 파킨슨병 같은 뇌신경의 퇴행성 변화를 초래하는데 크게 기여한다는 주장도 제기되고 있는 실정이다. 게다가 당뇨 환자들이 평생 약값으로 엄청난 양의 돈을 제약회사와 병원에 지불하고 있는데도 결국에는 당뇨에서 벗어나지 못하고 당뇨 합병증으로 생을 마감하고 있다는 사실을 상기해 볼 필요가 있다.

　이렇게 되는 이유는 당뇨 환자들이 약으로만 당뇨를 관리하려고 하기 때문이다. 당뇨의 원인이 잘못된 식생활습관에 있는데도 이것은 그대로 둔 채 약만 먹으려 하기 때문에 이런 '밑 빠진 독에 물 붓기' 식의 결과가 오게 되는 것이다. 그러므로 내 주장은 분명하다. 당뇨병의 근본 원인이 지금까지 자신이 먹어온 음식 속에 있으니까 당뇨에서 빠져 나오기 위해서는 바로 지금까지 먹어왔던 식사와는 다르게 먹어야 한다는 것이다. 이 점에 대해서는 제4부에서 자세히 설명하기로 한다.

Chapter 02

현행 당뇨 치료의 문제점

제6장 당뇨 관리를 전문 영역이라고
　　　주장하는 현행 의료

제7장 당뇨의 유행을 방치하는 현행 의료

제8장 약물 치료를 더 강조하는 현행 의료

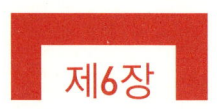

제6장

당뇨 관리를 전문 영역이라고 주장하는 현행 의료

당뇨는 '관리' 라는 단어에 초점을 맞춰야 하는 대표적인 질환이다. 관리란 영어로 'management'에 해당된다. 그래서 다른 말로는 '경영'이란 의미를 지니고 있다. 우리가 건강뿐 아니라 인생을 생각할 때 항상 염두에 두어야 할 단어가 바로 이것이다. 인생을 보람차게 잘 살기 위해서도 관리가 필요하고 재능과 돈을 잘 쓰기 위해서도 관리가 필요하며 질병에 걸리지 않고 활기찬 생활을 영위하기 위해서도 관리가 필요하다.

우리는 이렇게 관리하는 사람을 '관리자'라고 부른다. 관리자에는 두 가지 유형이 있다. 하나는 전반적인 상황을 모두 포괄적으로 관리하는 '제네랄리스트(generalist) 관리자'이고 다른 하나는 어느 특정 문제를 잘 관리하는 '스페샬리스트(specialist) 관리자'다. 관리를 잘하기 위해서는 이 두 유형의 관리자가 서로 협력하는 것이 가장 좋다. 만약 어느 한 사람이 관리자가 될 때에는 나머지 능력을 가진 사람이 이를 보조하여 두 가지 능력을 두루 갖춘 상태에서 시기 적절하게 관리를 해나가는 것이 필요하다.

몸을 관리하는데 있어서도 마찬가지 원칙이 적용된다. **우리는 모두 각자 자신의 몸을 관리하는 관리자란 사실을 한시도 잊어서는 안 된다.** 다시 말해 모든 사람이 자신의 몸을 경영하는 경영자의 입장에 서야 한다는 말이다. 그런 의미에서 만성 질병에 걸린 사람은 자기 몸 관리를 제대로 하지 못한 실패한 경영자라고 할 수 있다.

당뇨는 대표적인 만성 질환으로 관리자가 그 동안 몸 관리를 제대로 하지 못해 경영 위기에 직면한 상태와 같다고 볼 수 있다. **따라서 무엇보다 중요한 점은 관리자를 교육시켜 자신의 몸 관리를 제대로 할 수 있게 만들어 주어야 한다.** 이것이 양생 의학이 추구하는 궁극적인 목표이다.

그러나 이와 다른 생각을 하는 사람도 있다. 몸 관리와 같은 문제는 골치 아픈 문제이니 그런 것에 신경 쓰지 말고 열심히 살다가 증상이나 질환에 걸리면 전문가인 의사들의 도움을 받아 문제를 해결하면 된다는 생각을 가진 사람들도 있다. 현행 주류의학은 비로 이런 생각에서 고객(환자)을 대하는 입장을 취하고 있다.

물론 어느 입장을 취하는가 하는 문제는 각자 선택의 몫이 되겠지만 내 생각으로는 적어도 자신이 몸을 스스로 관리하는 제네랄리스트 정도의 관리 능력은 가지고 있어야 되지 않을까 생각해 본다. 그래서 평소 몸을 잘 관리하다가 특별한 문제가 생겼을 때에만 스페샬리스트 관리자인 의사들의 컨설팅을 받는 것이 현명한 방법이 아닐까 생각한다.

그러나 사람들 중에는 능력에 차이가 있기 때문에 이런 일반적인 사항마저 혼자 관리하지 못하고 전문가에게 의지하려는 경향을 지닌 사람들도 있다. 그런 사람에게는 자신의 몸 관리를 전적으로 의사에게 맡기는 수 밖에 어쩔 도리가 없다고 생각한다.

어찌 됐든 내 기준으로 보면 당뇨 같은 문제는 식생활과 생활스타일의 비중이 큰 문제이기 때문에 전문가의 관리 능력에 전적으로 의존하기 보다는 자신의 일반적인 관리 능력을 키워서 이를 활용하는 것이 더욱 중요한 분야라고 생각한다.

그래서 많은 사람들에게 올바른 식생활과 생활습관을 갖도록 교육하여 그들을 모두 훌륭한 일반관리 능력을 갖춘 사람으로 만드는 것이 필요하고 그렇게 하는 것이 다른 어떤 방법보다도 더 효과적이라고 생각한다.

그렇지만 현행 의료는 이런 점을 애써 외면하려 하고 있다. 가능한 사람들이 자신의 식생활과 생활스타일을 관리하는 일반 관리자로서의 능력을 배양시키는 것을 은연 중 가로막고 모든 것을 의사들에게 맡기라고 유도하고 있다. 이런 속내를 가지고 있으니 병원에 가면 가장 중요한 문제인 식생활과 생활습관을 바로 잡는 문제는 뒷전으로 하고 약과 검사만 강조하는 인상을 받게 되는 것이다. 게다가 환자들에게 예방하는 법을 가르쳐 주지 않고 나중에 일반관리 능력보다는 전문 관리 능력이 필요한 상태가 될 때까지 방치해 두었다가 그 때가서 대책을 세우는 자세를 견지하고 있다. 그래서 당뇨병에 걸린 것이 환자 잘못이 아니라 세상을 살다 보면 스트레스를 받아서 또는 운이 나빠서 어쩔 수 없이 생긴 일이라고 위로해 주며 평생 약을 먹거나 또는 인슐린 주사를 맞으면서 지금처럼 살아온 대로 계속 살아가라는 말을 해 주고 있다. 이런 풍토때문에 혈당 문제로 병원에 갔을 때 나처럼 환자의 잘못된 식생활 태도를 꾸짖는 의사를 찾아본 적이 없을 것이다. 왜 그럴까? 그것은 병원 측에서는 많은 환자들이 생기는 것을 구태여 나서서 막을 필요가 없다고 생각하기 때문이다. 또한 환자들도 자신의 식단과 생활 습관을 잘못됐다고 꾸짖는 의사를 좋아하지 않기 때문이다. 그래서 이런 두 가지 측면의 이유가 서로 맞아떨어져서 의료가 현재의 모습대로 진행되어 가고 있는 것이라고 생각한다.

문제는 현행 의료가 이런 식으로 당뇨병 환자들을 대하게 되면 당뇨병의 치유는 요원하고 병이 점점 더 깊어져만 가는 방향으로 흘러가게 될 것이란 점에 있다. 그래서 언젠가는 성인 전체가 모두 당뇨 환자가 되는 그런 끔찍한 시대가 오지 않을까 우려 된다. 이렇게 되면 당뇨약과 인슐린 주사를 만드는 회사만 유리하게 될 것이다. 의사들도 환자가 많아지고 자신의 역할이 커지니까 좋아할 것이다. 당뇨 환자들끼리도 동병상련의 느낌으로 서로 위로하면서 살면 되니까 죄책감이나 반성 또는 억울한 느낌을 받지 않아도 되니까 좋을(?) 수 있을 것이다. 그렇지만 이렇게 되면 국가와 사회 그리고 인류 전체의 운명은 어떻게 될까? 과연 우리의 후손들인 다음 세대는 건강할 수 있을까?

이런 생각을 하다 보면 의사로서 무거운 책임감을 느끼게 된다.

그러므로 나는 의사들이 당뇨 관리를 자신들만이 할 수 있는 전문 영역이라고 우기지 말고 환자들을 유능한 일반 관리자로 키우는 일에 최선을 다해야 한다고 생각한다.

당뇨와 같은 식원성 문제들은 환자들에게 올바른 식생활과 생활 습관을 실천하도록 가르치면 얼마든지 예방하고 고칠 수 있는 분야다. 이 분야는 대사와 관련된 부분이기 때문에 식생활습관을 잘 관리하는 것만으로도 충분히 해결될 수 있는 분야이고 따라서 약과 수술을 사용하지 않아도 역전시킬 수 있는 분야에 해당된다. 그래서 나는 의사의 역할이 적어도 만성 질환에 있어서는 교육자 역할이 되어야 한다고 생각한다. 즉, 의사(醫師)의 의미가 선생님을 뜻하는 의미로서 유지되어야 한다는 뜻이다. 그래야만 일반 사람들로부터 신뢰와 존경을 받을 수 있다고 생각한다. 만약 약과 수술만을 강조하는 의사(醫士)라면 그런 경우는 전문적인 테크닉을 가진 기술자(士)란 의미밖에 안 된다고 생각한다.

그래서 감히 주장 하건대 차제에 의료 체계도 이원화 시킬 필요가 있다고 생각한다. 급성 외상이나 응급 상황을 다루는 의료 체계와 만성 질환을 다루는 의료 체계를 구분할 필요가 있다는 말이다. 급성 의료 체계에서는 전문적인 기술 위주의 의사(醫士)들이 활동하고 만성 질환을 다루는 의료 체계에서는 교육자의 역할을 충실히 이행하는 의사(醫師)들이 제대로 된 역할을 하는 분리된 활동 무대가 만들어져야 한다고 생각한다. 그리고 의료 보험도 이에 맞춰 이원화시켜 급성 의료 체계에서는 현행과 같은 의료 보험을 유지하지만 만성 질환 체계에서는 그 성격이 미래의 예측 불가능한 위험을 대비하기 위한 것이 아닌 만큼 자신의 건강을 스스로 책임지는 자조 부금(自助 賦金) 형태의 성격을 띠는 새로운 보장 체계가 만들어져야 한다고 생각한다. 그래야만 일반 사람들이 스스로 자기 건강을 책임지겠다는 동기 부여가 확실해지기 때문에 더 많은 사람들이 훌륭한 관리자로 다시 태어날 수 있는 건전한 환경과 풍토가 조성될 수 있을 것이라고 생각한다.

이렇게 되면 당뇨, 비만, 심혈관질환, 암, 치매 같은 만성질환에 대해 좀 더 개인적인 책임을 강화시킬 수 있는 계기가 마련되고 약과 검사, 수술과 같은 기술적인 영역들이 만성 질환 분야에서 불필요하게 많이 사용되어 지는 폐단을 막을 수 있다.

그러나 현행 의료는 이를 구분하지 않고 식생활습관이 원인이 되어서 발생한 만성 질환에까지 급성 의료 체계의 모델을 적용하고 있기 때문에 예방 교육 보다는 병이 진행되어서 증상을 야기시킬 때까지 기다리고 방조하다가 나중에 약과 수술로만 증상을 해결하려는 방식으로 대처하고 있다. 참으로 안타까운 일이 아닐 수 없다.

제7장

당뇨의 유행을 방치하는 현행 의료

당뇨 증가의 가장 중요한 핵심 원인을 숨기는 이유

당뇨가 대유행을 하고 있다. 이것은 분명 전염병이 아닌데도 인류 역사에서 이렇게 대사성 질환이 유행하게 된 데에는 분명 무언가 문제가 있음이 틀림 없다. 나는 그것이 우리 인류의 먹거리 환경이 너무나도 급격하게 불리한 방향으로 변했기 때문이라고 생각한다. 이제 성인 10명중 1명이 당뇨병이던 시대가 성인 3명 중 1명이 당뇨병을 가진 세상으로 빠르게 바뀌고 있다. 이는 우리 몸이 새로운 먹거리 환경 변화에 적응하지 못한 상태에서 오는 결과이기에 지금 당장보다도 앞으로가 더 걱정이 된다.

당뇨가 이렇게 유행하게 된 원인은 20세기 후반부터 **지방을 줄**

이고 탄수화물 섭취를 권장해온 학계와 정부 그리고 식품업계의 탓이라고 분명하게 말할 수 있다. 이들은 사람들로 하여금 탄수화물을 많이 먹고 그것도 정제한 것을 많이 먹도록 우리 주변의 식생활 환경을 조성하는데 기여해 왔다. 그러므로 솔직히 터 놓고 이야기 하면 당뇨병 발생의 원인을 제공해 놓고 이제 와서 서로 자기 책임은 아니라는 식으로 모른 척 수수방관 하고 있는 형국인 셈이다. 그러면서 애꿎게 "동물성 지방을 많이 먹지 마라.""운동을 더 열심히 하라"는 식의 엉뚱하거나 지엽적인 처방들만 들먹이고 있다. 그 어느 누구도 가장 핵심적인 사항인 정제 탄수화물의 과다 섭취를 적극적으로 나서서 말리는 사람이 없다.

나는 이런 이유가 무엇일까 생각해 보았다. 그리고 내린 결론은 우리 모두가 설탕 같은 정제 탄수화물에 중독되어 있기 때문이란 사실을 깨닫게 되었다. 설탕은 중독성이 매우 강한 식품이다. 다만 그 중독으로 인해 남에게 피해를 주지 않기 때문에 마약처럼 사회적 규제를 받지 않고 있을 뿐이다. 그러나 설탕은 개인적으로는 은밀히 몸에 손상을 가져다 주는 무서운 물질이다. 그래서 이 책의 주제인 인슐린 저항성과 당뇨 같은 질환을 일으키는 주범이라고 할 수 있다. 게다가 당분은 대사장애를 기반으로 각종 혈관질환 및 암 발생에도 관여하고 있다.

문제는 모든 사람들이 이런 사실을 어느 정도 알고 있으면서도 설탕을 드러내 놓고 비난하지 못하고 있다는데 있다. 그 이유는 어느 누구도 설탕을 자신의 식단에서 완전 배제시킬 자신감을 가진 사람이 없기 때문이다. 그래서 설탕이 나쁘다고 규정하는 말을 입

밖에 올리기를 꺼려하고 있는 것이다. 이는 곧 우리 모두가 설탕에 어느 정도 중독되어 있기 때문이란 사실을 역으로 입증해 주는 확실한 증거라고 할 수 있다. 우리는 모두 설탕의 단맛을 포기하고 싶어 하지 않기 때문에 설탕이 비록 인슐린 저항성과 당뇨를 일으키는 확실한 주범이라는 사실을 알면서도 나만은 아닐 것이라는 희망을 갖고 그 범인을 은닉하고 보호해주며 심지어 그것에 관용과 더불어 깊은 애정까지 보내고 있는 실정인 것이다.

이런 일은 당뇨병을 치료하고 관리해야 할 의사들도 예외가 아니어서 자신의 환자들에게 설탕을 먹지 말아야 한다는 강력한 경고와 훈계를 확실하게 심어주지 못하고 어정쩡한 태도로 방관만 하는 자세를 취하고 있다. 그러다 보니 환자들은 자신이 왜 당뇨에 걸렸는지 모르고 그런 당뇨에서 빠져 나오기 위해 어떻게 해야 할지 모르는 상태에서 의사가 시키는 대로 약과 검사에만 의존하며 평생을 방황하고 있다.

게다가 무엇보다 더 중요한 실질적인 이유는 설탕과 같은 당뇨의 주범들을 공개적으로 비난하는 것이 의료 및 제약 업계의 기득권 유지에 도움이 되지 않는다고 생각하고 있다는 점이다. 그래서 이들 업계에서는 이런 행위를 하는 사람들을 반동적 행위 또는 매국적 행위를 하는 사람이라고 비난하고 있다. 심지어는 "너만 잘 났느냐? 누가 그런 사실을 몰라서 가만 있는 줄 아느냐?"며 격노하는 사람들도 있다. 그렇지만 이는 의사로서의 본분을 저버린 행위라고 판단된다. 내 생각으로는 눈 앞의 이익을 쫓아 정당한 사실을 숨기려 하는 것보다는 의사들이 아무것도 모르는 국민들을 가르치고 계도하는 교육자로서의 역할로 되돌아가는 것이 더 올바른 자세이고 훌륭한 선택이 될 수 있다고 생각한다. 그리고 환자들도 이런 교육을 받는 것에 대한 정당한 대가를 지불할 용의를 가지고 있어야 하며 그것에 인색해 하면 안 된다고 생각한다.

잘못된 권장 식단의 문제점

아무튼 당뇨와 관련된 사정이 이런데도 관련 학회와 정부에서는 국민들에게 탄수화물 섭취를 권장하는 입장을 계속 고수하고 있다. 그래서 이들이 권장하는 식단을 보면 전부 탄수화물이 식단의 기본을 이루고 있음을 알 수 있다. 잘 알다시피 탄수화물은 그 종류가 밥이든 빵이든 과일이든 술이든 간에 몸 속으로 들어가면 결국 포도당과 과당으로 변하게 되어 있다. 그러므로 이런 식단을 먹는 한은 인슐린 저항성과 당뇨 문제가 해결될 수 없음은 자명한 일이다. 그런데도 이런 식단이 표준 식단 또는 당뇨 식단으로 버젓이 홍보되고 있다.

내 생각으로 이런 식단은 성장 중인 사람들이나 아직 건강한 사람이 활동을 충분히 한다는 전제하에 먹으라고 권할 수 있는 식단이지 일단 인슐린 저항성이 발생한 다음부터는 전혀 도움이 되지 않는 식단이라고 생각한다. 그런데도 이런 환자들을 돌보는 의료계와 영양학회에서 이런 식단을 환자들에게 권하고 있다. 이는 분명 그 자체가 잘못된 것이고 순수한 치료 목적 이외의 딴 정치적,

경제적 계산이 깔려있는 처사라고 생각된다.

그러므로 지금부터라도 인슐린 저항성과 당뇨에 걸린 환자들에게는 **저탄수화물 고지방 식단**을 먹으라고 권하는 것이 옳다고 생각한다. 그래서 현행 식품 피라미드에서 맨 위층과 맨 아래층을 뒤바꿔서 먹으라고 권장할 필요가 있다.

실제로 저지방 고탄수화물 식단을 권장하기 시작한 20세기 중후반 이후부터 지금까지 비만과 당뇨 그리고 각종 심혈관질환 및 암 환자들이 꾸준히 증가해 오고 있다. 그래서 의료계와 제약업계는 전례 없는 호황을 누리고 있다. 게다가 많은 사람들에게 가정에서 자신에게 맞는 것을 손수 만들어 먹는 식사 문화를 버리고 밖에서 외식을 하도록 유도하고 집에서도 식품 회사가 만든 각종 가공 식품들을 사용하여 간편하게 음식을 만들어 먹을 것을 권장하는 풍토를 조성하며 식품 가공업계와 외식 업체들도 크게 성장하고 있다. 사회 전체의 분위기가 이런 식이다 보니 일반 사람들은 자신의 뜻과는 무관하게 매일 자극적인 중독성 음식들을 많이 접하게 됨으로써 부지불식간에 탄수화물 중독증에 걸리는 상황으로 몰리고 있는 것이다.

불필요한 유전성의 강조 및 환경 요인의 평가 절하

게다가 이런 속사정을 감추기 위해서인지는 몰라도 당뇨병의 원인을 위험인자 중에서 별로 중요하지도 않은 것들을 강조함으로써 환자들을 헷갈리게 만들고 있다. 그 대표적인 예가 당뇨 발생에 있어 유전성을 강조하거나 또는 이를 계속해서 언급하는 행위다. 이는 많은 사람들로 하여금 물려받은 유전자 때문에 어차피 당뇨에 걸릴 수 밖에 없으니 체념하라는 식의 메시지를 전달해 줌으로써 당뇨에서 탈출할 의욕을 아예 꺾어 버리는 파렴치한 행위라고 생각한다. **당뇨는 분명 유전적 요인보다는 거의 90% 이상이 후천적 환경 요인에 의해 발생하게 된다**는 점을 다시 한 번 강조해서 말해 두고 싶다. 그런데도 자꾸 유전 이야기를 꺼내는 사람이 있다면 그 뒤의 다른 숨겨진 의도가 있다고 의심해 보지 않을 수 없다.

얼마 전까지만 해도 의사들은 인간의 유전자 서열만 알아내면 모든 질병을 예방하고 치료할 수 있다고 주장하였다. 그러나 막상 인간 유전자 서열이 다 밝혀지고 나니까 정작 중요한 것은 유전자 서열이 아니라 유전자의 발현 여부라는 사실을 깨닫게 되었다. 그래서 해당 유전자를 발현시키느냐 아니냐를 결정하는 다른 환경적 요인들이 더 중요하다는 사실을 확실하게 터득하게 된 것이다. 이런 요인들을 **후성유전적 요인**(epigenetic factors)이라고 부른다. 예를 들어 식사, 생활습관, 주변 환경 등이 이런 요인들에 속한다고 할 수 있다. 이를 다음과 같이 비유해보면 더 쉽게 이해할 수 있을 것이다. 유전자 코드 서열은 컴퓨터 하드웨어에 해당되고 유전자 발현에 영향을 미치는 식단, 생활습관, 주변 환경 등은 소프트웨어와 같다고 말이다. 여기서 중요한 점은 하드웨어보다 소프트웨어의 중요성을 깨닫는 일이라 할 수 있다. 물론 유전자 결함 같이 하드웨어 자체에 결함이 있는 경우는 이야기가 달라질 수 있다. 그러나 그런 경우는 흔하지 않기 때문에 예외로 치고 대부분의 경우에 있어서는 하드웨어의 차이보다는 소프트웨어의 차이가 더 큰 역할을 하고 있음을 알아야 한다. 바로 이런 점 때문에 식생활과 생활 습관의 차이 그리고 주변 환경의 역할이 매우 중요한 요인으로 간주되어야 하는 것이다.

이를 보여주는 실제 예들이 많이 있다. 유전적으로 동일한 일란성 쌍둥이가 다른 환경에서 자라고 살다 보니 한 쪽은 비만에 당뇨, 심혈관질환 그리고 암까지 발생하고 다른 쪽은 이런 질환이 전혀 없이 건강하게 살아가는 극단적인 차이를 보여주는 연구 결과가 가장 대표적이다. 이는 분명 유전자 자체보다는 그것의 발현에 영향을 주는 생활 환경 속 요인들이 더 중요한 역할을 하고 있음을 보여주는 강력한 증거라고 생각된다.

그럼 이런 영향이 작용하기 시작하는 시점은 언제부터인가? 많은 사람들은 후천적인 영향이 시작되는 시점이 아기가 태어난 후부터라고 알고 있지만 실제는 그 이전 단계인 아기가 엄마의 뱃속에서 자라고 있을 때부터 영향을 받고 있다라는 주장이 더 설득력을 얻고 있다. 그래서 엄마가 태아를 임신하였을 때 어떤 음식을 먹느냐에 따라 엄마는 물론 아기의 평생 건강 상태까지도 달라지게 된다. 가령 산모가 임신 중 과도한 칼로리를 섭취하게 되면 임신성 당뇨에 걸리는 것은 물론 태아도 나중에 출생 후에 비만, 제2형 당뇨에 걸릴 위험성이 증가하게 된다. 그러므로 평생 건강하게 살기 위해서는 엄마가 임신을 했을 때부터 자식의 건강을 생각해 주는 진정한 배려가 필요하다고 생각된다.

그러므로 현행 주류의학에서는 이제부터라도 당뇨 발생의 위험 요인들 중에서 별로 중요하지 않은 유전적 요인들에 대한 언급보다는 후천적인 요인들에 대해 더 많이 확실한 강조를 함으로써 **당뇨가 예방 가능하고 역전 가능한 질환임을 인식시키는데 주력해야 한다.** 일부 당뇨 환자들이 수렵과 사냥을 하던 시절에 기근에 대비하여 먹을 것이 풍부할 때 이를 지방으로 저장시켜 보관해 두는 절약 유전자(thrifty gene)을 가지고 있어 먹을 것이 풍부한 시대를 살면서 도리어 손해를 보고 있는 입장이긴 해도 이들에게 정작 손해를 끼치는 결정적인 요인은 바로 잘못된 식생활을 선택하도록 만드는 사회 분위기이지 유전자 탓이 아니란 점을 제대로 각인시켜 줄 필요가 있다.

양생 교육의 중요성을 외면하는 현대 의료

당뇨와 같은 대사성 질환들은 올바르게 먹는 교육을 통해 얼마든지 예방할 수 있는 질환이다. 또한 이미 발생한 질환도 바른 식생활을 통해 다시 원 상태로 회복시킬 수도 있는 질환이다. 그런데도 현대 의학에서는 이런 사실을 외면하고 쓸데없는 내용만 강조하고 있다. 즉, 당뇨 환자에게 당뇨에서 벗어나려면 적게 먹고 더 많이 운동을 하라는 말만 되풀이 하고 있는 것이다. 이것은 먹을 것이 풍부하고 그것도 식욕을 더욱 자극하는 탄수화물 식품들이 널려 있는 상황에서는 아무리 실천을 하려고 해도 실천할 수 없는 내용이다. 이는 마치 소작농에게 열심히 일하면 땅을 가질 수 있다고 강조하면서 엄청난 임대료를 착취해 가는 형국과 비슷하다고 할 수 있다. 아무리 열심히 일을 해도 땅을 살 돈을 모을 수 없는 상황을 만들어 놓고 사탕발림과 같은 말만 되풀이 하고 있는 것이다.

그래서 내 생각은 그러면 안 된다고 생각한다. 먹을 것이 넘치는 상황을 어찌 할 수 없다면 차라리 탄수화물 식품을 멀리하고 대신에 고단백, 고지방 식품으로 배를 먼저 채우라고 강조해 줌으로써 효과도 있으면서 실천 가능한 탈출 전략을 제시해 주어야 한다고 생각한다. 이를 위해 제대로 된 양생 교육을 시켜주어야 하는데도 현대 의학은 핵심을 감춘 채 잘못된 방향으로 교육 흉내만 내고 있어 그 저의를 의심하지 않을 수 없다.

앞서 당뇨가 엄마 뱃속에 있을 때부터 가해지는 대사적 영향이 누적되어 발생되는 식원성 질환이기 때문에 산모가 임신했을 때부터 올바른 식생활과 생활 습관을 갖도록 교육을 실시하는 것이 중요하고 출생 이후에도 어렸을 때부터 건강한 식생활과 생활 스타일을 가르치는 양생 교육이 필요하다고 역설한 바 있다. 이런 올바른 건강 교육을 실시하면 당뇨뿐 아니라 비만, 대사증후군, 고혈압, 동맥경화증, 암, 정신 질환, 알레르기 등 각종 만성 질환의 발생을 줄이고 평소 건강 상태를 향상시키는데도 큰 영향을 미치게 된다. 그래서 삶의 질을 향상시키는데 크게 기여할 수 있다고 굳게 믿는다.

그런데 현대 의학에서는 사람들의 건강을 지키는데 있어서 가장 핵심적인 내용들을 생략하거나 다른 쓸데없는 것들을 더 강조함으로써 정작 중요한 것들이 그 사이로 묻혀 가려지게 만들고 있다. 그래서 많은 사람들을 **건포자**(건강을 포기한 사람)로 전락하게 만들고 있는 것이다. 이들은 자신이 처음부터 건포자가 되고 싶어 그렇게 된 사람들이 아니다. 소위 전문가라고 하는 사람들이 가르쳐 준대로 아무리 따라 해도 안되니까 마침내 스스로 건강을 포기하게 된 것이다. 그러므로 전문가들이 환자들에게 실제로 질병에서 벗어나는데 꼭 필요한 가장 핵심적인 내용들을 먼저 솔직히 알려주는 진정성을 보여야 한다고 생각한다.

식원성 만성 질환들은 먹는 음식만 제대로 선택하면 얼마든지 고칠 수 있는 질환이다. 게다가 잘못된 식사와 생활스타일로 인해 현재 몸 속에 존재하게 된 염증은 "몸속 대청소" 작업을 통해 말끔히 해소시킬 수 있다. 이렇게도 간단하고 명료한 사항을 왜 제대로 강조하지 않고 쓸데 없이 현학적인 말로 핵심을 감추려 하는지 도무지 이해할 수 없다.

나는 이 책에서 말을 돌리지 않고 단도직입적으로 당뇨에서 빠져 나올 수 있는 방법들을 제시할 것이다.

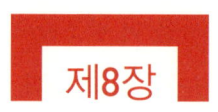

제8장

약물 치료를 더 강조하는 현행 의료

　당뇨 유형 중 제2형 당뇨는 먹는 것과 생활 태도가 잘못돼서 생기는 대표적인 식원성 생활습관병이다. 그러므로 먹는 것과 생활 태도만 바꾸면 얼마든지 바로 잡을 수 있다. 따라서 당뇨를 바로 잡는 처방 중에 우선적으로 적용해야 할 처방이 식이 처방이고 그 다음이 운동 처방 그리고 맨 마지막에 적용되어야 할 것이 약 및 주사 처방이다. 이들은 다음과 같이 합일관계를 이루고 있기 때문에 식이처방과 운동 처방의 역할이 크면 그 만큼 상대적으로 약 처방 또는 주사 처방의 역할은 줄어들 수 밖에 없다.

　그런데 현행 주류의학에서는 당뇨병 치료에 있어 약물 처방을 최우선으로 삼고 있는 듯한 인상을 주고 있다. 그 이유는 환자가

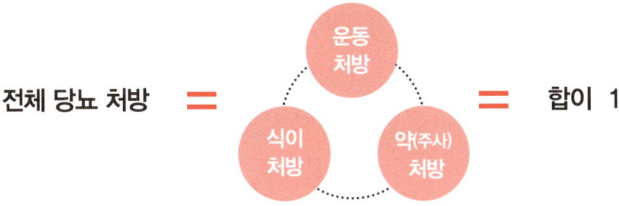

당뇨 약을 끊게 되면 이는 의사의 영역으로부터 벗어나는 것이라고 생각하여 의사들 입장에서는 환자를 잃는다는 의미가 되기 때문에 그렇게 하는 것 같다. 다시 말해 환자에게 약 처방을 하지 않으면 의사들은 자신이 할 일이 없어지기 때문에 경제적 손실은 물론 자신의 역할마저 상실하게 된다는 위기감을 느끼고 있기 때문에 그렇게 하는 것 같다는 말이다. 그래서 이런 불리한 상황을 자초하지 않기 위해서는 직업인들끼리 묵시적으로 이런 일을 하지 않기로 동의하게 되었고 이런 입장을 지원하는 각종 관련 단체 및 업계가 연합하여 하나의 거대한 이해 동맹을 만들고 있다고 보여진다.

이런 이유로 병원에 가면 의사들은 당뇨 환자를 포함하여 거의 모든 환자들에게 우선적으로 약을 처방하고 있다. 당연히 환자들의 잘못된 식생활습관을 바로 잡아주고 활동량을 늘려주는 생활스타일 개선 분야에는 신경을 덜 쓰고 있는 것이다. 설사 신경을 쓴다고 해도 핵심적인 내용을 빼고 형식적으로만 하고 있어 환자들이 당뇨로부터 빠져 나가지 못하도록(?) 방해하고 있는 실정이다. 그래서 각 병원에서 실시하는 당뇨 교실은 허울 좋은 구실에 불과하다. 그것은 실제로 환자가 당뇨 약을 끊지 못하도록 묶어두는 일

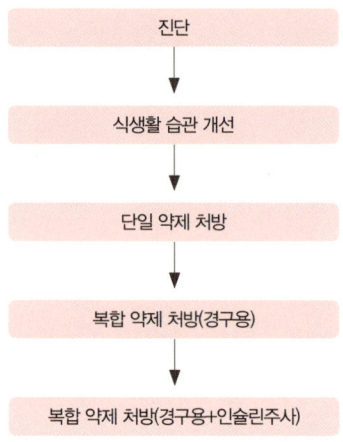

그림1 현행 주류의학의 당뇨 치료 전략

종의 쇠사슬 역할에 해당될 뿐이다. 그래서 환자들은 당뇨 교실에서 가르쳐 주는 방식으로 식사를 해도 궁극적으로는 당뇨 약을 끊을 수 없다. 왜냐하면 당뇨 약을 끊을 수 있도록 가르쳐주면 환자가 당뇨에서 완치되는 것이기 때문에 이를 막기 위해 계속 당뇨 약을 먹는 범위 내에서만 식생활 습관을 가르쳐주고 있기 때문이다.

실제로 당뇨 약을 먹으면 그 다음에 쉽게 배가 고파져서 자꾸 먹을 것을 찾게 된다. 그러므로 당뇨 약을 먹는 한 배고픔은 더 크게 오게 마련이고 그때마다 당뇨 교실에서 가르쳐 주는 음식을 먹게 되면 다시 혈당이 오르고 그러면 이를 다시 당뇨 약(혈당강하제)으로 교정하는 일을 쳇바퀴 돌 듯 반복하게 된다. 이런 이유로 말미암아 당뇨 환자는 이 굴레에서 절대로 빠져 나갈 수 없게 된다. 이는 마치 철장에 갇힌 실험용 쥐와 똑 같은 신세라고 볼 수 있다.

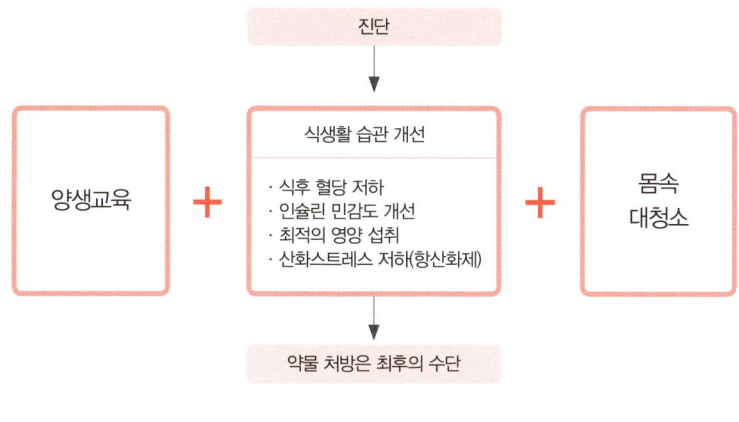

그림2 양생 당뇨 치료 전략

자꾸 반복해서 말하지만 **제2형 당뇨는 약만 가지고는 절대로 치료할 수 없는 생활 습관의 질환이다.** 먹을 것이 풍부한 상황에서 몸 속의 절약 유전자(thrifty genotype)가 발현하여 생기는 일이기 때문에 인슐린 분비가 증가되고 잉여 칼로리가 체지방으로 전환되는 것이 문제의 근본 원인에 해당된다. 그러므로 이를 바로잡지 않는 한 약으로는 이런 상황을 절대 바꿀 수 없다. 아무리 새로운 신약이 나온다고 해도 약으로 이런 상황을 바꿀 수 없다. 그래서 **나는 더 이상 이 문제를 화학적 방법으로 해결하는 방식에 속아넘어가서는 안 된다고 주장하는 바이다.** 일부 연구자들과 제약회사들이 앞으로 새로운 당뇨 치료 신약을 개발할 것이라고 주장하지만 이는 모두 과학을 빙자한 사기 행위와 같다고 감히 단언하여 말해주고 싶다. 그러므로 여러분도 절대 이런 말에 속아넘어가지 말것을 부탁한다. 새로운 신약이 나오면 나올수록 오히려 해당 약물의 부작용은 더 커질 수 밖에 없다. 그래서 부작용 측면만으로 본다면 차라리 가장 오래된 약이 가장 안전하다고 말할 수 있다.

실제로 당뇨 약 시장에서는 이런 일이 수시로 일어나고 있다. 당뇨 약 시장은 현재 약2,500억 달러 규모를 형성하고 있다. 제약회사들은 새로운 신약을 개발해야만 더 높은 가격을 받을 수 있기 때문에 자꾸 새로운 약을 시장에 내놓으려 한다. 그러나 이런 신약들이 오히려 더 인슐린 저항성과 비만을 증가시키고 심장발작이나 뇌졸중과 같은 합병증을 더 야기시킨다고 한다면 그것은 누구의 책임인가? 왜 오래된 약을 버리고 자꾸 새로운 약을 바꿔 내놓는가? 그렇다면 오래된 약을 지금까지 먹어온 사람은 그 동안 효과도 없는 약을 먹어왔단 말인가? 그 때 당시에는 오래된 약이 가장 효과가 좋은 것처럼 선전하더니 이제 와서 새로운 약이 더 좋다고 말한다면 누가 과연 그런 말을 믿을 것인가? 이런 여러 가지 이유로 나는 제약회사가 새로운 신약을 내놓는 이유를 도저히 이해할 수 없다. 제약회사가 새로운 약을 내놓으면 내놓을수록 그 전에 나온 약들이 불완전했음을 인정하는 자가당착적인 일이라고 생각한다. 더구나 새로운 약이 문제를 근본적으로 해결하는 약이 아닌 이상 그 약이 그 약이고 부작용과 독성만 강한 약이 될 수 밖에 없다고 생각한다.

제약회사들은 각종 부당 행위를 통해 새로운 약의 효과를 강조하는 습성을 지니고 있다. 그래서 실제로 프랑스 제약회사인 사노피 제약을 포함하여 많은 제약회사들이 당뇨병약으로 환자들에게 사기를 치다가 발각되었다. 부작용을 축소시키거나 성공률을 조작하거나 불법으로 가격을 인상하는 등의 불법 행위를 저지르다 발각되어 미국에서만 약 3,750억불의 과징금을 추징당했다. 그들은 의사와 병원에 뇌물을 주면서 자기 회사의 약을 처방해 달라고 부탁하다가 미국 법원에서 사기죄로 고발 당했다.

사정이 이런데도 많은 제약회사들은 당뇨병을 약으로 고칠 수 있다고 아직도 거짓말을 해 대고 있다. 그들은 당뇨병이 혈당만 떨어뜨리면 되는 것이라는 단순한 생각에 사로잡혀 있다. 그래서 각종 부작용은 어떻게 해서든 축소 또는 은폐하고 혈당을 떨어뜨리는 효과만을 강조하고 있다. 이를 위해 각종 자료를 조작하여 당뇨병을 고칠 수 있는 새로운 약이 개발되었다고 거짓 선전을 계속하고 있다. 이러니 환자들이 병원에나 약국에 가서 당뇨병이 약 없이 식이요법과 생활스타일의 개선으로 자연 치료 될 수 있다는 말을 전혀 듣지 못하게 되는 것이다.

그러나 이런 말에 절대 속아 넘어 가면 안 된다. **당뇨는 약으로 고칠 수 있는 병이 절대 아니다.** 특히 제2형 당뇨는 인슐린 저항성이 원인이기 때문에 식습관을 고쳐 몸 속을 대청소 해야만 원인을 바로잡을 수 있는 병이다. 그러므로 만약 제약회사가 당뇨 약을 가지고 이와 같은 허황된 주장을 한다고 하면 그것이 사기일 가능성이 높다고 생각하고 주의 깊게 살펴 판단해 볼 필요가 있다.

한편, 제약회사들의 이런 사기 행위가 통할 수 있는 이유가 환자들이 약으로 자신의 당뇨병이 나을 수 있을 것이라는 허황된 기대를 가지고 있기 때문이란 점도 한 몫하고 있음을 인정해야 한다. 그래서 제약회사들의 사기 행각이 과학과 신약 개발이라는 미명하에 그치지 않고 자꾸 반복되어 나타나고 있는 것이다. **내가 분명히 단언하는데 약으로는 (제2형)당뇨를 고치지 못한다.** 단지 혈당만 낮출 수 있을 뿐이다.

그런데도 제약회사들이 항상 새로운 약을 개발하려고 하는 것은 그것이 단지 가격을 올리기 위한 차원이라면 그런대로 참겠지만 만약 그렇게 해서 만든 신약이 더 많은 부작용을 초래하는 독한 약을 개발하는 것이라고 한다면 그것은 도저히 용납할 수 없다고 생각한다. 얼마 전 당뇨병 약 중에 아반디아(Avandia)라고 하는 약이 이런 이유로 시장에서 퇴출되었다. 그 동안 이 약을 먹고 임상 실험에 응해준 수많은 사람들은 과연 어디에서 보상을 받아야 한단 말인가? 이에 대해 관련 제약회사나 이를 처방한 의사들은 환자들에게 한마디 사과도 하지 않았다. 아마 자동차나 전자제품 같은 것을 생산하는 업체라면 리콜이라도 해서 보상을 해주었겠지만 이미 먹어버린 약으로 몸이 망가진 것에 대해서는 일절 보상이 없으니 아프고 죽은 자들만 불쌍할 뿐이다. 그러므로 신약을 권하는 의사가 있다면 여러분은 다시 한번 그런 의사에게 "왜 내가 그런 신약을 먹어야 하는지 확실하게 이유를 말해 달라"고 분명하게 따져 물어보아야 한다.

나는 항상 내가 먹고 싶지 않은 약을 환자에게 먹이는 일은 하지 않겠다고 다짐하며 진료에 임하고 있다. 마찬가지로 나를 찾아온 환자들에게도 내가 받고 싶은 치료만 제공하려고 최선의 노력을 다하고 있다. 만약 내가 받고 싶지 않은 치료를 받고 싶어하는 사람이 찾아온 경우에는 다른 방법을 소개해 보고 그래도 받아들이

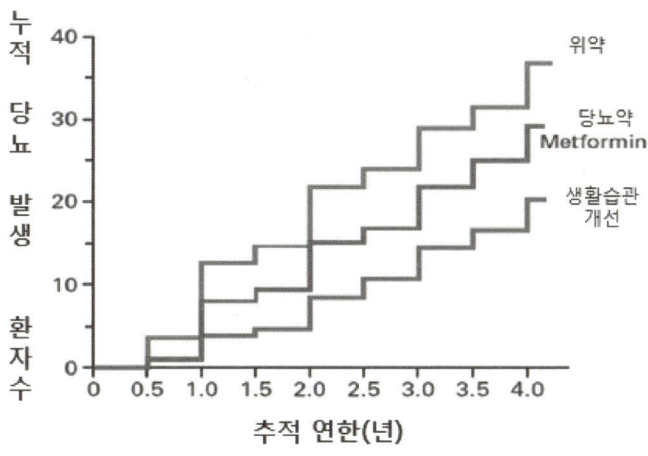

그림3 당뇨 예방 프로그램의 효과

지 않는 경우에는 미련 없이 다른 병원의 의사를 찾아가도록 권하고 있다.

당뇨 약 처방에 있어서도 마찬가지다. 현행 주류의사들이 효과가 좋다고 하는 약은 대부분 제약회사가 만든 허상의 옷을 입고 있는 것들이다. 따라서 진짜 금이 아니라 금도금을 한 철 덩어리일 가능성이 많다. 제발 이런 것에 속아 넘어가지 말기를 부탁한다.

그림3에서는 당뇨 발생을 예방하는 방법 중 약물 사용과 생활습관의 개선 프로그램을 사용한 경우의 차이를 보여주고 있다. 가장 고전적인 당뇨 약(Metformin)을 사용한 경우보다 생활습관을 개선하는 프로그램을 실시한 그룹이 훨씬 효과적임을 한 눈에 알 수 있다.

그러므로 당뇨의 유일한 근본 대책은 우리 몸의 절약 유전자(thrifty gene)가 발현되지 않도록 상황을 바꿔 놓는 수 밖에 없다. 이 점에 대해서는 제4부에서 자세히 논하기로 한다.

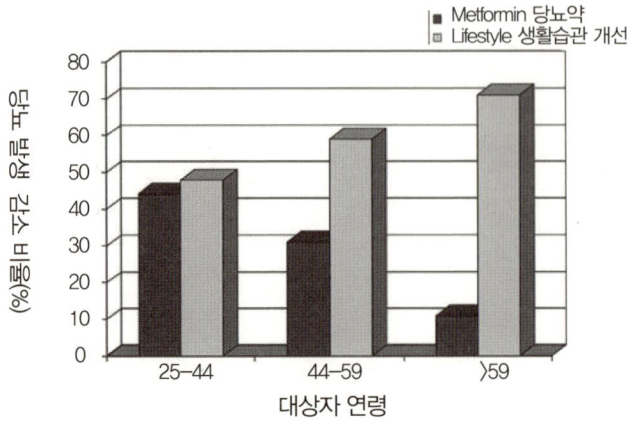

그림4 새로운 당뇨 환자발생에 미치는 두 가지 예방 효과의 비교

여기서 추가로 언급하고 싶은 점은 생활습관을 개선하는 효과가 젊은 사람 층에서보다 중년 이후에 더 큰 효과를 발휘한다는 점이다. 다시 말해 생활습관의 개선 효과를 20, 30대 젊은 사람들에게서 얻기에는 치료자인 의사가 더 많은 노력을 해서 젊은이들의 협조를 구해야 한다는 뜻이다. 그 이유는 아직도 그들이 젊기 때문에 건강이 무엇인지 잘 몰라서 올바른 생활습관과 건강을 해치는 잘못된 생활습관을 잘 구분하지 못하기 때문이라 생각된다. 이런 이유로 생활습관의 중요성을 깨닫지 못하는 사람에게는 그나마 약물을 사용하는 차선책을 쓸 수 밖에 없다고 생각한다. 그러나 이는 자칫 약물 의존형 인간을 만드는 길이 되기 때문에 나중에 큰 낭패를 당하기 쉽다. 그러므로 신중하게 판단하여 처음부터 길을 잘 선택하길 바란다.

이에 반해 몸의 각종 기능이 떨어져가는 중년 이후가 되면 생활습관을 개선하라는 의사의 말을 믿고 따르는 사람들이 많아져서 이를 잘 실천하기 때문에 약을 사용하지 않고도 당뇨와 같은 만성 질환에서 벗어나 건강하게 사는 비율이 상대적으로 증가하게 된다. 이 점은 생활습관의 개선 교육을 일찍 시키고 더 빨리 깨닫게 도와줄수록 약물 사용을 멀리하고 건강한 삶을 살 수 있게 도와주는 방법이 된다는 점을 강력히 시사해주고 있어 다시 한 번 양생 교육의 중요성을 확인해주는 사항이라 생각된다.

이런 교육의 중요성은 당뇨 전단계(pre-diabetes)에서 제2형 당뇨로 진행하는 것을 막아주는 과정에 있어서 특히 효과를 발휘한다. 2002년 NEJM에 나온 연구 결과에 따르면 당뇨 전단계에서 제2형 당뇨로 진행하는 것을 막기 위해 당뇨약 메트포르민(metformin)을 하루 850mg씩 두 번 투여한 그룹보다 체중을 감량시키기 위한 생활습관 개선 프로그램을 받은 그룹에서 더 좋은 예방 효과가 나타났다고 밝히고 있다.(31% 대 58%) 생활습관 개선 프로그램에서는 체중을 적어도 7% 이상 감량시키기 위해 하루 30분씩 일주일에 5회 걷기 운동을 시켰다. 비록 체중 감량은 목표에 도달하지 못하였지만 걷기 운동만으로도 당뇨 약을 사용하는 것보다 제2형 당뇨가 발생하는 것을 더 효과적으로 막을 수 있었다고 밝히고 있다. 만약 여기에 식단 개선까지 추가되었다면 그 차이는 더욱 커졌을 것이라 생각된다. 이 밖에 다른 많은 연구에서도 식생활습관의 개선이 당뇨 약보다 당뇨 전단계에서 제2형 당뇨로 진행하는 것을 막아주는데 훨씬 효과가 있음을 보여주고 있다.

그러나 제약회사와 그들의 말만 믿는 일부 의사들은 당뇨 전단계에 해당되는 사람들에게 식생활 습관을 개선시킬 노력을 하지 않고 약부터 투여하고 있다. 나는 이것이 일종의 직무유기에 해당된다고 말하고 싶다. 의사들은 제약회사와 다른 입장에 서야 한다. 환자에게 더 많은 약을 투여하려는 제약회사의 입장에 서면 안되고 환자로 하여금 건강을 되찾을 수 있도록 약을 끊는 것을 도와주는 입장에 서야 한다고 생각한다.(참고: 특히 당뇨약을 복용하던 사람이 이를 끊을 경우 금단 증상을 경험할 수 있기 때문에 이들을 잘 도와 주어야 한다.)

약은 병의 진행을 막지 못하고 어디까지나 증상만 잠재울 뿐이다. 더구나 그 병의 진행을 역전시킬 가능성은 절대 없다. 이에 반해 식생활습관의 개선은 당뇨병의 진행을 2배 이상 더 효과적으로 막아줄 뿐 아니라 그 진행을 역전시켜 다시 정상적인 상태로 회복되게 만들어준다. 이렇게 확실한 방법이 있는데도 이를 외면하고 혈당 문제를 가진 환자에게 약만 처방하려고 한다면 어찌 그것이 근거 중심의 과학적인 의료를 한다고 말할 수 있겠는가?

만약 이런 사실을 알면서도 모른 척 그런 행동을 해왔다면 그것은 정말로 위선적인 행동으로 비판 받아 마땅하다고 생각한다.

> 약과 수술만 할 줄 아는 의사보다는 비약물적, 비수술적인 다른 방법으로 치료하는 의사를 찾아야만 당뇨에서 빠져 나올 수 있다.
>
> 지난 수십 년간의 의료 경험을 통해 당뇨는 약으로 해결하는 병이 아니란 것을 확실하게 깨달았다. 그리고 당뇨를 약으로 치료하다 보면 당뇨 합병증은 물론 당뇨 약의 합병증까지 고스란히 감수해야만 한다는 사실도 깨닫게 되었다.
>
> 약으로 수치만 관리하는 것은 관리가 아니다.
> 그것에는 한계가 있기 마련이다.
> 근본 원인을 없애는 길만이 진짜 관리라 할 수 있다.

Chapter 03

당뇨 관리

제9장 당뇨 환자의 관리 목표

제10장 식후 혈당 관리의 중요성

제11장 당뇨 합병증 관리

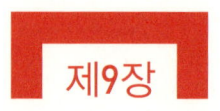

당뇨 환자의 관리 목표

　제6장에서 당뇨는 관리가 중요하다고 말했다. 그리고 그 관리가 가능한 약이나 주사 처방 없이 기본적인 식생활과 생활습관을 통한 관리가 핵심이 되어야 한다고 말했다. 그리고 이를 위해 여러분 모두가 교육을 통해 스스로 유능한 관리자가 되어야 한다고도 말했다.

　그럼 당뇨 환자가 자신의 식생활과 생활습관을 통해 무엇을 관리해야 하는지 그 구체적 목표에 대해 좀 더 자세히 알아보자. 우선 제일 중요한 것은 자신의 혈당을 관리하는 것이다. 당뇨에서는 혈당만 잘 관리하면 대부분의 증상들이 사라지고 몸이 가볍고 에너지가 넘치는 느낌을 받게 된다. 그러므로 혈당 관리가 곧 모든

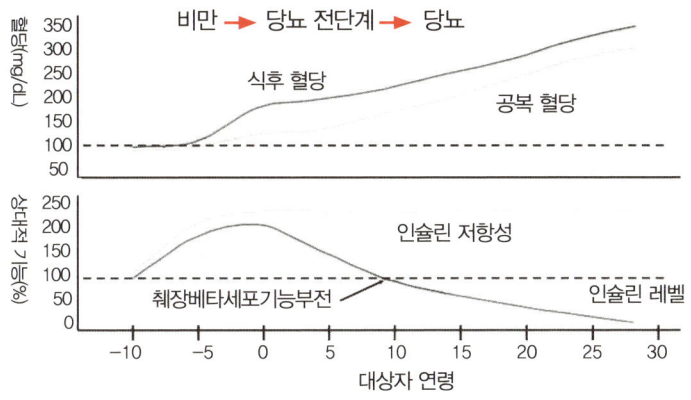

그림1 제2형 당뇨의 자연적인 진행과정에서 나타나는 혈당 변화

당뇨 치료 및 관리의 중심에 있다고 말할 수 있다.

그래서 나는 이 혈당 관리를 다른 의사들보다 더 철저히 하라고 권하는 편이다. 그 이유는 혈당을 엄격하게 관리할수록 더 오래 건강하게 살 수 있기 때문이다. 그래서 공복 시 혈당을 80~100mg/dL 사이로 낮추라고 말해주고 있다. 이렇게 하기 위해서는 다음 제4부에서 설명하는 방식으로 식생활과 생활스타일을 확 바꾸어야 한다. 그리고 전혀 약을 먹지 않도록 노력해야 한다. 당뇨 약을 복용하게 되면 혈당 오르내림이 심해 자꾸 배고픔을 느끼게 된다. 배가 고프면 눈에 보이는 대로 먹고 남의 집 담장도 넘을 수 있기 때문에 식단 관리를 망치기 쉽다.

반면 혈당을 잘 관리하면 각종 증상들이 사라지고 몸 속 에너지 효율이 증가하여 몸이 가벼워짐을 느낄 수 있게 된다. 그러므로 혈당을 잘 관리하는 것에 초점을 맞추고 사소한 개별 증상 등을 없애기 위해 불필요한 약을 섭취하는 일은 자제할 것을 권장하고 있다.

이미 당뇨가 오래 된 사람의 경우에는 지난 3개월 동안 평균 혈당 수치를 보여주는 당화혈색소(HbA1C) 수치를 함께 관리하는 것이 좋다. 당화혈색소 수치는 헤모글로빈에 붙어 있는 포도당의 양을 측정하는 것으로 이를 6% 미만으로 낮추도록 노력해야 한다. 이것 역시 다른 기준보다 엄격하다고 할 수 있는데 그런 목표에 도달할 때까지 식생활과 생활습관의 변화를 계속 유지하라는 의미를 담고 있다고 이해하여 주길 바란다.

혈당 관리를 할 때에는 공복 시 외에 식후 2시간 경과 및 기타 다른 시간대에서의 혈당도 엄격하게 함께 관리하는 것이 좋다.(표 참조) 이 밖에 가능한 중성 지방 레벨을 200mg/dL 이하로 유지하고 총콜레스테롤 레벨도 200mg/dL 전후, LDL콜레스테롤 레벨을 100mg/dL 이하로 유지하는 것이 도움이 된다.

이들은 모두 식생활과 생활스타일의 변화를 통해 관리할 수 있는 항목들이다. 이를 무시하고 약으로 수치를 관리하려고 하면 처음에는 쉬울 수 있어도 나중에 절대 이길 수 없는 게임에 휘말리게 된다.

표1 시간대별 혈당 관리 목표

시간대	혈당 목표치(전혈 기준)
공복시(아침식사전)	80–100 mg/dL
식후 2시간	≤ 130 mg/dL
점심, 저녁, 간식 전	90–120 mg/dl
자기 전	110–140 mg/dL

표2 대사 관리 목표

관리 대상	목표 수치
공복시 혈당	80–100mg/dL
당화혈색소(Hb A1C)	< 6%
중성 지방	≤ 200mg/dL
총콜레스테롤	≤ 200mg/dL
LDL콜레스테롤	< 100mg/dL
HDL콜레스테롤	> 45mg/dL

혈당을 철저하게 관리하면 여러 기능들이 좋아져서 삶의 질이 높아진다. 그림2에서 보면 당뇨 환자에서 혈당을 관리한 그룹이 그렇지 않은 그룹에 비해 신체적 건강 상태, 정신적 기능, 인지 작용, 증상에 대한 스트레스 등 모든 면에서 월등히 우수한 결과를 나타내는 것을 알 수 있다. 이 말은 혈당을 잘 관리하면 할수록 전반적으로 삶의 질이 높아진다는 것을 의미한다.

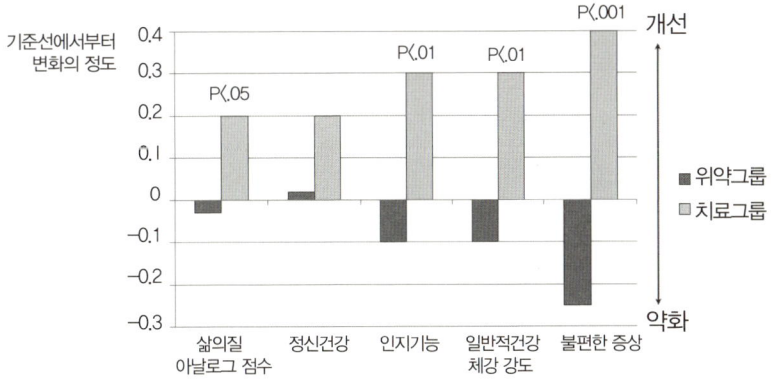

그림2 혈당 조절이 삶의 질에 미치는 영향

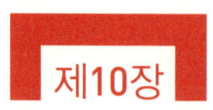

제10장
식후 혈당 관리의 중요성

혈당 관리는 공복 시보다는 식후 혈당 관리가 더욱 중요하다. 공복 시 혈당 레벨은 그 사람의 췌장에서 인슐린을 생산하는 능력이 얼마나 저하되어 있는지 여부를 알려주는 것이지만 식후 혈당 레벨은 식사로 인해 증가하는 양이 어느 정도인지를 나타내 주는 지표에 해당된다. 이것이 중요한 이유는 식후에 과잉으로 증가하는 혈당이 원래 그러면 안 되는 다른 분자들에 달라붙어 그들을 당화시키는데 기여하기 때문이다. 그 대표적인 예가 당화혈색소다. 또한 넘치는 당분은 그 자체가 산화되어 LDL 지단백은 물론 혈관 내막 그리고 전신의 여러 세포 구성 요소들에 손상을 줄 수 있다. 그러므로 식후에 혈당이 빠르게 증가하는 것은 결코 바람직한 일이 아니

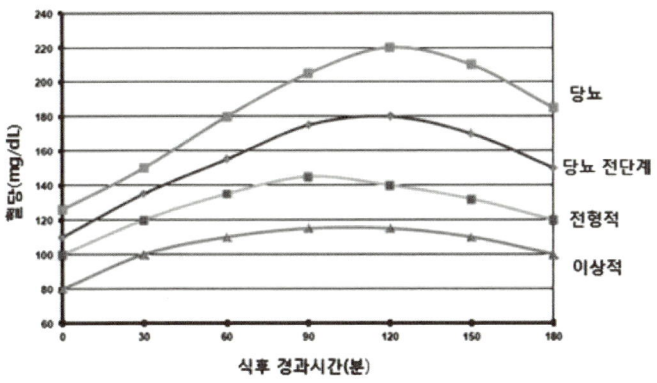

그림2 (탄수화물 식사를 한 후) 식후 혈당 반응의 유형

며 그런 경우에는 식사를 잘못한 것이라 평가할 수 있다. 그래서 식습관을 관리하는데 식후 혈당 수치가 실질적으로 많은 도움을 줄 수 있다. 다시 말해 식후 혈당을 보고 식사를 잘 하였는지 못하였는지 여부와 해당 식사의 문제점이 무엇인지 곧 바로 파악할 수 있기 때문에 이를 바로잡기 위한 교육적 피드백 효과를 극대화시킬 수 있다는 점에서 훨씬 유리한 검사라고 할 수 있다.

  기본 혈당이 증가되어 있는 당뇨 환자에 있어서 식후 혈당이 높게 증가하게 되면 다음 번 식사 때까지도 혈당이 높은 상태로 유지된다. 그래서 다음 식사가 여기에 추가되면 혈당 레벨이 더욱 누적 증가하여 만성적으로 높은 상태를 계속 유지하게 된다. 이로 인해 몸 속에 각종 당화 손상과 염증이 쉽게 발생할 조건이 마련되게 된다. 그러므로 식후 혈당 관리를 철저히 할 필요가 있다.

  실제 당뇨 진행과정을 살펴보면 식후 혈당 증가가 당뇨 발생보

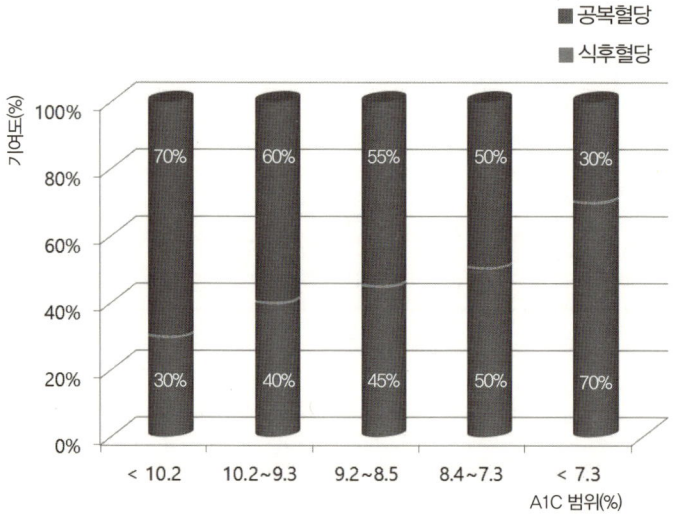

그림2 당화 혈색소 개선에 기여하는 공복 시 혈당과 식후 혈당의 비율

다 수년 전부터 먼저 일어나고 있음을 알 수 있다. 그런데도 많은 정기 건강검진에서는 공복 시 혈당에만 신경 쓰고 있어 조기 당뇨 발견에 큰 허점을 드러내고 있다. 만약 공복 시 혈당이 110~125mg/dL 사이의 당뇨 전단계에 속하는 사람이라면 반드시 식후 2시간 혈당을 추가로 측정하여 그것이 높을수록 사전에 당뇨로 진행되는 것을 미리 방지할 필요가 있다. 이를 위해 필요하다면 가정에서도 혈당을 수시로 측정할 수 있도록 개인용 혈당 측정기를 구입해 자주 사용해 볼 것을 적극 권장한다.

식후 혈당은 당화혈색소(Hb A1C) 레벨을 개선시키는데 있어 공복 시 혈당보다 더 많이 기여하는 것으로도 알려져 있다. 그러므로

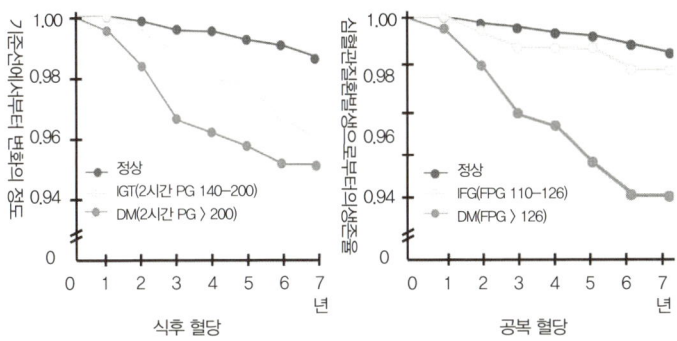

IGT = Impaired Glucose Tolerance
IFG = Impaired Fasting Glucose
Tomonaga M et al. Diabetes Care, 1999;226;920-924

그림3 심혈관질환 합병증 발생에 미치는 식후 혈당과 공복 시 혈당의 비교

식후 혈당을 낮춰야만 당화 혈색소 수치가 더욱 떨어질 수 있다는 점을 명심하길 바란다.

당뇨 합병증 측면에서도 식후 혈당 수치가 증가하는 것이 공복 시 혈당에 비해 더 큰 기여를 한다. 그래서 공복 시 혈당만 보고 합병증을 예측하면 틀릴 가능성이 높다. 합병증을 제대로 예측하기 위해서는 식후 혈당 수치를 보는 것이 중요하다. 식후 혈당 수치가 높을수록 혈액 순환의 장애가 더 많이 증가하여 심혈관질환을 포함하여 망막질환, 신장질환, 말초신경질환, 말초 사지 궤양 같은 당뇨 합병증 발생률과 사망률이 높아지게 된다.

그림3에서 보면 가운데 희미한 선에 해당되는 것이 당뇨 전단계

환자들로 좌측에서 보면 식후 혈당이 증가된 경우에는 심혈관질환의 위험률이 당뇨의 그것과 비슷한 추이를 보인다. 그렇지만 우측의 그림에서 보면 당뇨 전단계 환자들의 공복 시 혈당이 당뇨와는 달리 정상 그룹과 비슷한 양상을 보이고 있다. 따라서 당뇨 전단계에 속하는 사람의 경우에는 공복 시 혈당보다는 식후 혈당을 보고 좀 더 조기에 적극적인 조치를 취하는 것이 바람직한 관리를 하는 방법에 해당됨을 알 수 있다.

이처럼 식후 혈당이 증가하게 되면 다음과 같은 대사 변화가 일어나 합병증 발생으로 이어지게 된다.

- 혈관내피세포 손상 → 혈관염 및 혈관 장애
- 망막 허혈 및 혈관 변화/적혈구 응집 → 당뇨병성 망막증
- 단백질 변성으로 인해 사구체 손상 → 당뇨병성 신장질환
- 면역력 저하 → 감염
- 당화혈색소(Hb A1C) 증가 → 당뇨 합병증(신경염, 큰 혈관 질환 등)

식후 혈당관리를 잘하기 위해서는 무엇보다도 양생 식사법을 잘 실천해야 한다. 이 점에 대해서는 제13장 양생 당뇨 식사요법에서 자세히 언급하고 있다. 이와 동시에 충분한 양의 식이섬유를 섭취하는 것이 중요하다. 그 이유는 충분한 양의 식이섬유를 섭취하게 되면 위장에 음식물이 가득 차 머무는 시간이 늘어나기 때문에 위벽의 압력수용체들(baroreceptors)이 자극되어 배가 충분히 찼기 때문에 더 이상 먹을 필요가 없다라는 포만감 신호를 뇌

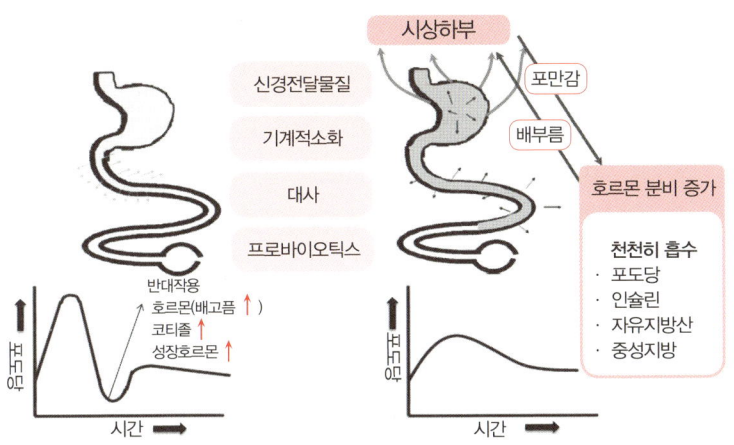

그림4 식이섬유가 적은 가공 식품과 식이섬유가 많은 천연 식품을 섭취하였을 때의 생리적 기능의 차이

에게로 보내 주기 때문이다. 그러면 뇌는 더 이상 음식을 먹지 말라는 신호를 내려 보내게 된다. 그래서 정상적인 신경전달 회로가 완성되는 것이다. 대사적으로도 위장 속에서 음식이 천천히 소화되고 이것이 위장을 빠져나가 소장으로 내려가 흡수될 때에도 그 과정이 천천히 진행되기 때문에 혈당이 안정화된다. 그래서 휴식과 안정은 물론 수리와 재생을 도모하는 부교감 신경이 지배적인 상태가 되도록 상황을 조성해 주는 역할을 하게 된다. 또한 식이섬유가 풍부한 식사는 장내 환경 유지 및 개선에도 도움을 주어 장내세균들 중에 유익한 세균들이 우세하게 득세하는 유리한 환경을 만들어 준다.

이와 대조적으로 만약 식이섬유가 충분하지 못한 식사를 하게 되면 섭취한 음식물이 빨리 분해되고 흡수되어 뇌가 포만감을 느끼지 못해 피드백 회로가 완성되지 못하게 된다. 대사적으로는 혈당이 급격하게 올랐다가 떨어지기 때문에 저혈당으로 인해 코티졸과 에피네프린 같은 스트레스 호르몬이 분비되어 교감신경이 흥분되는 사태를 초래할 수 있다. 그래서 몸에 오히려 스트레스를 안겨다 주는 나쁜 결과를 낳게 된다. 또한 식이섬유가 부족한 식사는 장내 환경에도 나쁜 영향을 미쳐서 유해한 병원성 세균들이 증식하는 기회를 제공하게 된다. 그러면 몸 속 염증 레벨이 증가하고 면역력이 저하되는 불리한 상황으로 내몰릴 수 있다. 따라서 첫 단추를 잘 꿰야 옷을 바르게 입을 수 있듯이 당뇨에서도 식사를 제대로 하는 것이 모든 대사와 몸 속 환경을 바로잡는데 매우 중요한 시발점이 된다는 점을 확실하게 깨닫고 있어야 한다.

만약 이것만으로 식후 혈당이 잘 조절되지 않는 경우에는 식후 혈당을 저하시키기 위해 베르베린, 뽕잎(멀베리) 같이 아밀라제와 글루코시다제 효소를 억제시켜 주는 식품이나 영양보충제 등을 추가로 복용할 것을 권장한다.

외식을 하면 절대 당뇨에서 빠져 나올 수 없다. 그 이유는?

- 외식에서 판매하는 음식들은 식후 혈당 관리에 적이 되는 고당지수 고당부하지수 음식들이 대부분이다. 그래서 3-4시간 동안 당부하지수(GL)가 20 이하가 되게 음식을 섭취하는 식사 원칙을 유지하기 힘들다.
- 식욕과 미각을 자극하는 성분들이 많이 들어 있어 평소보다 더 많이 먹게 된다.
- 다른 사람들과 같이 식사해야 하므로 자신만의 식단을 지킬 수 없다.
- 돈 생각 때문에 음식을 남기지 못한다.

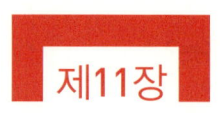

제11장

당뇨 합병증 관리

　혈당 관리와 더불어 중요한 것은 합병증이 발생하지 않도록 관리하는 것이다. 사실 이점은 혈당관리를 성공적으로 할 경우에는 별 문제가 되지 않는다. 그러나 모든 사람이 철저하게 혈당 관리를 하지 못한다는 전제하에서 또는 식생활 습관보다는 약물을 통해 당뇨 관리를 선택한 사람들이 적잖이 존재하고 있다는 점 때문에 이를 알아보기로 한다.

　앞서 제5장에서 당뇨 합병증은 대사장애와 혈관장애로 종합될 수 있다고 말했다. 혈당 증가로 인슐린 저항성이 발생하면 비만, 고혈압, 고지혈증 같은 대사증후군이 나타나고 혈액 속의 당화혈색소(HbA1C) 같은 당화 물질들로 인해 혈관 손상이 일어나 심혈관

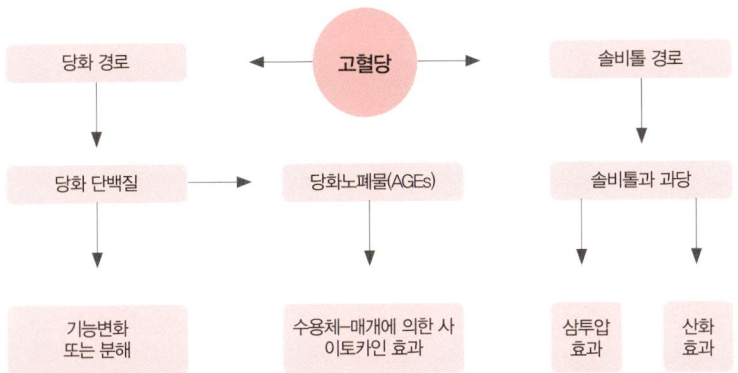

그림1 당뇨 합병증의 발생 기전: 혈액 속에 포도당이 넘쳐나면 이것이 솔비톨과 과당으로 전환된다. 그렇게 되면 환원형 글루타치온, 산화질소, 근육 이노시톨, 타우린 등의 합성이 저해된다. 또한 솔비톨은 단백질의 질소 원자와 결합하여 당화노폐물(AGEs)의 생성을 촉진시킨다.

질환(심장 발작, 뇌졸중) 및 망막질환, 신장질환, 말초신경질환 같은 미세순환 장애와 사지 순환장애 같은 합병증이 발생할 수 있다. 게다가 면역력이 저하되어 자연스레 잦은 감기, 치주염, 피부 뾰루지 같은 감염증에도 잘 걸리게 된다. 그러므로 이런 것들을 모두 포함하여 합병증이 발생하지 않도록 관리하는 것을 일명 '당뇨 합병증 관리' 라고 부른다.

당뇨 합병증을 관리하기 위해서는 역시 기본으로 돌아가 제9장과 제10장에서 언급한 혈당 관리를 철저하게 하는 것이 중요하다. 과거 3개월간의 평균 혈당 수치를 대변하는 당화혈색소(HbA1C) 수치가 증가하면 할수록 각종 당뇨 합병증, 특히 미세순환장애로 발생하는 합병증이 크게 증가하는 것으로 밝혀졌다. 그러므로 당화

만성 당뇨 합병증

만성 당뇨 합병증의 발생 기전으로는 당화 작용, 솔비톨(sorbitol)의 축적, 산화 스트레스 등이 거론 되고 있다. 이런 기전에 의해 다음과 같은 합병증이 발생하게 된다.
- 죽상동맥경화증: 3-4배 더 위험
- 신장사구체 혈관염
- 말초신경질환: 말초 감각신경의 기능 상실
- 망막질환-시력 저하
- 족부 궤양: 신경 기능과 혈류의 상실로 인함

혈색소(HbA1C) 레벨을 6% 미만으로 낮추는 것이 필요하다.

다시 한번 강조하여 말하지만 당뇨 합병증을 예방하기 위해서는 무엇보다 근본 원인이라 할 수 있는 혈당 관리를 철저히 하는 것이 중요하다. 그것도 꾸준한 혈당 관리가 중요하다. 그런 의미에서 어느 한 순간의 공복 또는 식후 혈당 수치보다는 약 3개월간의 평균 혈당 수치를 반영하는 당화혈색소(HbA1C) 수치가 당뇨 합병증을 예측하는데 있어 더욱 큰 의의를 갖는다. 그러므로 당뇨 합병증을 예방하기 위해 당화혈색소(HbA1C) 수치에 주목할 필요가 있다. 당화혈색소(HbA1C) 수치가 증가할수록 상기 언급한 각종 당뇨 합병증이 일어날 위험성이 크게 증가한다. 각종 연구에서 당화혈색소 수치가 10-11%를 넘어가면서부터 합병증 발생 위험이 크게 증가함을 보여주고 있다.(그림2) 그러므로 순간적인 혈당 수치(공복 시 혈

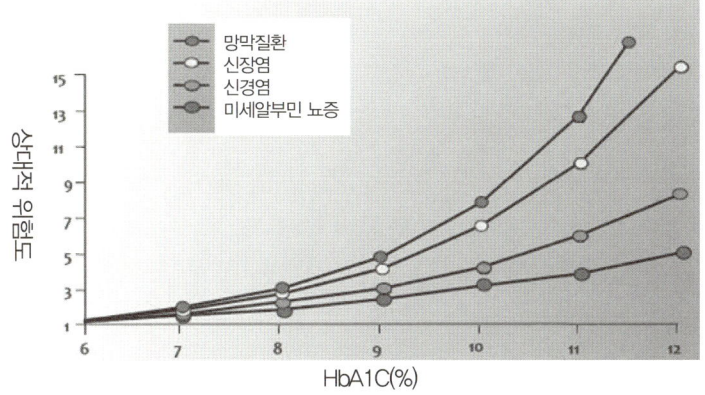

그림2 당화혈색소 관리(HbA1c)와 미세순환장애와의 연광성. 당화 혈색소(Hba1c) 수치가 10%를 넘어가면서부터 각종 당뇨 합병증 발생이 크게 늘어나기 시작한다.

당 및 식후 혈당 수치) 외에 당화혈색소(HbA1C) 수치도 6% 미만으로 낮춰 합병증이 발생되지 않도록 노력해야 한다.

미세혈관의 순환을 증진시키기 위해서는 적혈구의 유연성을 살리기 위한 특별한 조치가 필요하다. 이것은 제19장에서 설명하는 킬레이션 요법과 생산화 요법으로 가능하게 살릴 수 있다. 그리고 대사장애로 인한 영양소의 부족을 메우기 위해 칼로리 위주가 아닌 미세 영양소 중심의 영양 보충요법도 필요하다. 이 밖에 심혈관 질환과 뇌졸중을 예방하기 위한 혈압 조절, 활성산소의 발생 조절, 스트레스 조절 같은 조치들이 복합적으로 취해질 필요가 있다. 이 점에 대해서는 본인의 다른 저서인 **"심혈관질환의 예방 및 근본 치유"**에 좀 더 자세한 내용이 나와 있다. 그렇지만 이런 모든 것에 다 일일이 개별적으로 대응하는 것보다 철저한 혈당 관리와 **"몸속**

대청소"를 통해 몸 속 구석 구석에 박혀 있는 당화노폐물들과 쓰레기들을 모두 제거하는 전략을 선택하는 것이 더 간편하고 현명한 방법이라 생각한다.

당뇨는 혈당을 조절하지 않을 경우 미세혈관을 포함하여 심혈관계에 손상과 염증을 일으키고 이로 인해 해당 조직이나 장기가 기능을 상실하는 순으로 진행되는 질환이다. 그러므로 당뇨 환자는 혈당이 증가한 상태로 시간이 가면 갈수록 자신의 혈관 속에서 죽상동맥경화증과 미세순환 장애가 일어나고 있다는 사실을 빨리 인정해야 한다. 그래서 자신의 혈관내피세포 기능이 저하되어 가고 있음을 조기에 알아차리고 이를 역전시키기 위한 대책을 서둘러 강구해야 한다. 그러나 대부분의 사람들은 자신의 혈관내피세포 기능이 저하되어 가고 있는 것을 무시하며 살고 있다. 만약 남성의 경우라면 새벽 발기가 잘 안되거나 약해지는 것을 통해 혈관내피세포의 기능이 떨어져가고 있음을 인정하고 더 열심히 혈당 관리를 포함하여 심혈관질환의 위험인자들을 생활 속에서 몰아내려고 노력해야 한다. 여성의 경우에는 폐경 이후에 무조건 혈관내피세포 기능이 떨어진다고 가정하고 마찬가지로 대비책을 강구해야 한다. 이런 심혈관질환은 식생활과 생활습관을 바꾸는 것만으로도 얼마든지 정상으로 환원시킬 수 있기 때문에 절대 하루 아침에 호전되지 않는다고 실망하지 말고 꾸준한 노력을 계속할 것을 권장한다. (참고: 본인의 다른 저서인 **"심혈관질환의 예방 및 근본 치유법"**에 보다 자세한 내용이 적혀있다.)

고혈당으로 인한 혈관 손상은 동맥벽에 죽상 플레이크만 일으키

고혈압의 분류

- 경계성 고혈압: 수축기 130-139/ 이완기 85-89 mmHg
- 경증 고혈압(제1단계): 수축기 140-159/ 이완기 90-899 mmHg
- 중등도 고혈압(제2단계): 수축기 160-1379/ 이완기 100-109 mmHg
- 심한 고혈압(제3단계): 수축기 180 이상/ 이완기 110 mmHg 이상

는 것이 아니다. 적혈구보다 작은 크기의 모세혈관들이 혈당으로 손상 받게 되면 이들에서 누수나 파열 현상이 일어나 미세순환 레벨에서의 혈류장애가 발생하게 된다. 신장의 사구체, 망막의 모세혈관, 사지의 말초 신경선을 따라 주행하는 작은 혈관들이 주로 그 대상이라 할 수 있다.

만약 이로 인해 신장 기능이 떨어지게 되면 몸이 붓고 관절이 쑤시고 혈압이 증가하며 소변에서 단백뇨가 나오는 등의 변화가 일어나게 된다. 그러므로 이런 증상들을 경험하는 사람은 자신의 신장 기능이 많이 저하되어 가고 있음을 빨리 알아차리고 혈당을 낮추고 면역 기능을 안정화시키는 일에 집중해야 한다. 이런 점에서 볼 때 당뇨 환자에게는 혈압 관리가 추가로 관리 항목에 포함되어야 한다. 만약 혈압이 증가하게 되면 신장 기능은 더욱 빨리 망가지게 된다. 그 결과 많은 당뇨 환자들이 신부전증으로 투석을 받게 되는 상황으로 몰리게 된다.

그럼 혈압 관리는 어떻게 하는가? 보통 혈압이 120/80mmHg

이하로 유지되어야 하는데 이것이 증가하게 되면 고혈압이라고 하여 이를 낮추려는 노력을 추가로 해야 한다.

혈압을 낮추는데 있어서도 역시 중요한 점은 식단 조절과 생활 스타일을 개선하는 것(운동, 스트레스 이완법 등)이 우선되어야 한다는 점이다. 그리고 이를 보조하기 위해 몇 가지 영양보충제를 사용하는 것도 권장되고 있다. 혈압약을 사용하는 것은 가능한 맨 마지막까지 미뤄야 한다.

혈압을 낮추기 위한 식단은 제13장에 나오는 양생 식단을 기본으로 하되 가능한 나트륨 섭취가 지나치지 않도록 주의할 필요가 있다. 반면, 포태슘의 충분한 섭취는 혈압 조절에 많은 도움을 준다. 당뇨 환자들은 마그네슘도 많이 부족한 편이기 때문에 이 두 가지 미네랄을 충분히 보충해 줄 필요가 있다. 혈압을 낮추는데 도움을 주는 식품으로는 **생선유, 마늘, 포도씨 추출물, 샐러리씨앗 추출물, 가다랑어**(보니또) **펩타이드** 등이 있다. 이런 것들을 단독으로 사용하는 것보다 몇 가지를 혼합하여 사용하면 서로 공조 작용을 발휘하여 더 뛰어난 혈압 저하 효과를 기대해 볼 수 있다. (참고: 혈압을 떨어뜨리는 영양보충제에 관하여는 부록에 언급되어 있다.)

높은 혈압을 그대로 방치하면 나중에 신장 기능이 망가져서 투석을 받게 된다. 그렇게 되면 평생 독소의 부담에서 벗어나지 못하고 언제든지 심혈관질환이 발생할 위험성을 안고 살아가게 된다. 그래서 주변 사람들에게 늘 신세만 지는 입장으로 전락하게 된다. 여러분도 과연 남은 인생을 이렇게 남에게 피해만 주는 그런 삶을 살고 싶은가? 아니면 스스로 자기 몸을 챙기는 건강한 자유인으로 살고 싶은가?

혈당이 증가하고 눈 속의 미세한 망막혈관에 손상이 가해지면 망막 속의 미세혈관에서 누수현상이 일어나 상이 맺히는 망막 필름에 끈적한 당분이 섞인 삼출액과 혈액 일부가 번져 퍼지게 된다. 이로 인해 시력저하가 발생하게 되어 역시 본인 자신은 물론 주변 사람들에게 많은 피해를 주면서 여생을 불편하고 초라하게 살게 된다. 이런 경우 기본은 **"몸속 대청소"**를 통한 혈당 관리이지만 최근에 생산화 요법과 킬레이션 요법 그리고 미세전류를 이용한 망막세포 재생법 등의 병용으로 많은 경우에 시력을 정상으로 회복할 수 있게 되었다. 그러므로 지레 포기하지 말고 기본 혈당 관리에서부터 철저히 하여 다시 건강을 되찾을 수 있도록 노력해 주길 바란다.(참고: 이 점에 대해서는 **"양생 성인 눈 건강 관리법"**이란 책에서 좀 더 자세히 논하기로 약속한다.)

또한 당뇨가 진행되면 말초 혈액순환이 원활하지 못하고 끈적한 당화노폐물들이 모세혈관에 축적되면서 주변 감각신경들의 기능이 저하되는 일이 발생하게 된다. 이로 인해 가만히 있는 상태에서도 사지에 불편한 느낌이나 선기가 통하는 느낌, 통증, 촉각 과민 반응 또는 감각 저하 등의 다양한 증상들이 나타나게 된다. 게다가 몸 속 염증 물질의 증가로 팔다리가 붓게 되면서 보행 시 압력을 받게 되어 사지에 굳은 살 또는 티눈 같은 것이 자주 생기게 된다. 그런데도 감각이 저하되어 있기 때문에 압박을 받아도 통증을 느끼지 못하는 경우를 종종 경험하게 된다. 이렇게 굳은 살에 계속적인 자극이 가해지다 보면 상처가 생길 수 있다. 그러면 말초 혈행이 좋지 않기 때문에 한 번 생긴 상처는 쉽게 낫지 않고 피부 궤양으로 발전하게 된다. 게다가 면역력의 저하로 상처 부위에 추가로 세균 감염까지 겹치게 되면 발가락 또는 발목을 절단하게 되는 상황으로까지 발전하게 된다.

그러나 말초 궤양이나 잘 낫지 않는 상처로 고생하는 경우에도 혈당 조절과 더불어 생산화 요법, 킬레이션 그리고 상처를 재생시키는 마이크로 전류 치료 등을 복합적으로 사용하면 얼마든지 사지 절단 없이 상처를 말끔히 완치시킬 수 있다. 또 그보다 심한 경우에는 자가 줄기세포를 이용하여 상처를 재생시키는 기술들이 속속 개발되고 있다.

이처럼 당뇨는 궁극적으로 혈액 순환의 장애를 가져와 각종 장기와 조직에 합병증을 일으키는 질환이다. 그러므로 여러분은 이런 합병증이 나한테는 오지 않겠지 라는 안이한 생각을 하지 말고 혈당 조절을 하지 않으면 합병증은 반드시 온다고 생각하고 이를 사전에 미리 막을 준비를 항상 하고 있어야 한다. 그것이 바로 내가 이 책에서 권하는 대로 사전에 혈당 관리를 충실히 하여 당뇨가 진행되는 과정에서 벗어나 **'양생의 길'** 로 들어서는 방법이라 할 수 있다.

다음은 당뇨 환자에서 미세순환장애, 죽상동맥경화증, 감염증 등을 막기 위한 예방 조치들이다.

- 혈당 수치를 철저하게 관리하여 혈관 손상을 예방한다.
- 영양 상태를 최적화시켜 대사 및 산화 스트레스를 최소화시킨다.
- 혈액 순환이 잘되게 만들어 준다. 특히 미세순환이 원활하게 되도록 한다.(예: 운동, 생산화 요법, 킬레이션 요법, 미세전류 치료법 등을 주기적으로 실시한다.)
- 혈압이 혈관 손상에 기여하지 않도록 관리한다.
- 혈액 속에 산화 지방, 트랜스 지방, 오메가 6 지방이 많아지지 않도록 건강한 지방을 먼저 적극적으로 섭취한다.

그러므로 당뇨 진단을 받은 환자들은 평소 혈당 관리를 하지 않게 되면 언젠가는 각종 합병증의 관문을 통과하여 고생길로 들어서게 된다는 생각을 명심하고 이를 사전에 대비하는 삶을 살도록 노력해야 한다.

그러나 이런 경과 과정을 사전에 미리 이야기 해주는 의사들은 별로 없다. 병이 생기고 나면 그 때가서 보자는 식으로 환자를 대하는 의사들이 대부분이다. 그래서 의사들은 항상 환자가 되고 난 뒤에라야만 대화를 시작하는 본질적인 속성을 갖고 있다. 그러나 환자의 입장은 이와 다르다. 병이 생기고 난 뒤에 고치려고 하면 그만큼 더 많은 시간과 정성 그리고 비용이 든다. 그래서 이런 병이 생기지 않도록 미리 예방하는 것이 더욱 효과적이라 할 수 있다. 이런 이유로 많은 환자들이 병을 예방하는 방법을 구체적으로 알고 싶어한다. 그러나 의사들이 예방책을 적극적으로 알려주거나 경고하지 않고 있기 때문에 계속 뒷북만 치고 합병증이 발생하는 과정을 막지 못하고 있는 것이다.

그러므로 환자들은 자기 혈당을 제대로 관리하지 않으면 언제 어떤 상황을 맞이하게 될지 모른다는 사실을 분명하게 인지하고 이를 예방하는 차원에서 철저한 혈당 관리 계획을 세우고 이를 실천해야 한다. 말로만 예방한다고 하면서 실제로 행동으로 옮기지 못하는 그런 사람이 되면 안 되는 것이다. **양생**은 바로 이런 적극적 예방법의 표본이고 **양생 의학**은 사람들에게 이런 길을 사전에 안내하는 적극적인 예방 의학의 본체라고 할 수 있다.

표1 당뇨 관리에서 혈당 및 당화혈색소 수치가 주는 의미 요약

공복시 혈당	당뇨 진단, 췌장 베타 세포의 기능 부전 여부
식후 혈당	제2형 당뇨 발생의 사전 예측 및 예방 당화혈색소 증가에 기여 당뇨 합병증 발생에 기여
당화혈색소(HbA1C)	당뇨 합병증 관리의 지표

Chapter 04
양생 당뇨 예방 및 치유 전략

제12장	"몸속 대청소"
제13장	당뇨 식사요법
제14장	당뇨에서 빠져 나오기 위한 영양보충제
제15장	양생 운동 요법
제16장	양생 수면 요법
제17장	양생 스트레스 관리법: 긴장 완화 및 이완
제18장	양생 사고법: 긍정적 사고
제19장	미세순환 장애를 극복하기 위한 방법들

> **주의 사항**

당뇨에서 빠져 나오는 사람들의 어려움에 대하여
(당뇨 약과 주사의 중독에서 벗어나는 안전한 법)

나는 당뇨 환자들에게 약을 사용하지 않고 식생활습관을 개선하여 당뇨로부터 빠져 나오는 법을 가르쳐 줄 때 반드시 담당 주치의와 상의하여 당뇨의 늪에서 빠져 나올 것을 권장하고 있다. 그 이유는 그 동안 약과 주사에 의존하여 생활해 오던 사람이 갑자기 약과 주사를 끊으면 아직 몸이 그에 적응하지 못해서 상당한 부작용을 경험할 수 있기 때문이다. 다음은 당뇨 환자들이 약과 주사를 끊으면서 경험하게 되는 대표적인 부작용들이다.

- 손발이 작게 떨리면서 심장까지 떨리는 듯한 불안감이 든다.
- 두통이 심하고 머리가 멍하다.
- 입안이 마르고 자꾸 갈증을 느낀다.
- 무엇을 먹어도 구역과 구토가 일어난다.
- 기운이 없고 가슴이 답답하다.
- 이유 없이 짜증이 난다.
- 다시 당뇨 약을 먹고 싶은 강한 충동을 느낀다.

이런 고통과 불안감은 당해보지 않은 사람이면 모른다. 그래서 마치 마약 중독자처럼 당뇨 환자들도 약을 끊고 나면 약을 안 먹어서 잘못되고 있는 것이 아닌가 하는 의구심을 갖게 되고 다시 강하게 당뇨 약과 주사에 의존하려는

> **주의 사항**

태도를 보이게 된다. 그렇지만 이는 잘못된 판단이다. 이런 통증과 불안한 느낌은 영원한 것이 아니다. 일시적인 현상에 불과하다. 나는 이런 일을 극복해야만 한다고 주장한다. 그래서 당뇨 약과 주사를 끊을 때에는 반드시 전문가인 담당 주치의의 도움을 받아 점진적으로 안전하게 끊을 것을 강력하게 권고하는 바이다.

따라서 절대 혼자서 당뇨 약과 주사를 끊지 말고 담당 의사의 정확한 컨설팅을 받아가면서 끊도록 해야 한다.

만약 혼자서 결정하여 약을 끊었다가 상기 증상들을 경험하게 되면 화들짝 놀라서 내가 이 책에서 말하는 방법들이 모두 잘못된 것으로 생각하고 다시 과거의 나쁜 식생활 습관으로 돌아가기 쉽다. 그렇지만 이런 증상들은 과도기적인 현상으로 당뇨 약과 주사의 중단 및 혈당 불안정 때문에 생기는 일종의 금단 증상들이다. 그러므로 이런 시기에는 전후 사정을 잘 알고 여러분을 안전하게 당뇨로부터 빠져 나올 수 있게 안내해 줄 전문 가이드를 구해서 그들의 도움을 받는 것이 가장 안전한 방법이라 할 수 있다. 이런 이유로 나는 많은 당뇨 환자들에게 약 1-3개월 정도 안전하게 자신의 담당 주치의와 상의하여 당뇨 역전 과정을 잘 극복하라고 말해주고 있다.

이 기간 동안 충분한 수분과 미네랄을 보충해 가면시 식생활을 바꿔 나가면 아무런 부작용 없이 성공적으로 당뇨에서 탈출할 수 있다. 부디 내 말을 잘 명심하여 실수하지 말고 당뇨 약과 주사의 노예로 사는 길에서 벗어나길 기원해 본다.

당뇨와 같은 만성 질환에서 빠져 나오기 위해서는 무엇보다도 확실하게 자신의 식생활습관을 바꾸어야 한다. 사람은 습관의 동물이다. 상황이 바뀌게 되면 새로운 상황에 적응할 줄 알아야 생존할 수 있다. 그러기 위해서는 항상 자신의 습관을 바꿔 적응할 줄 알아야 한다. 처음에 몸이 성장할 때 만들어진 습관을 몸이 다 성장하고 난 뒤에도 그대로 가지고 있으면 새로운 환경에 적응하지 못하는 상태라고 할 수 있다.

제2형 당뇨는 인류가 너무 많이 먹기 시작하면서부터 생긴 질환이다. 성장할 때에는 많은 영양소가 성장 동력이 될 수 있지만 성장이 끝난 시기인데도 새로운 환경에 적응하지 못해 계속해서 많은 양의 칼로리를 섭취하게 되면 몸이 당뇨 상태로 바뀌게 된다. 그러므로 성장이 끝난 시기에 새로운 환경에 적응하는 전략을 만들어 그것을 바탕으로 새로운 생활습관을 터득해야 한다. 다시 말해 성장이 끝난 시기에는 절제를 할 줄 아는 생활습관을 길러야 하는 것이다.

"**양생 당뇨 예방 및 치유 전략**"은 바로 이런 목적 하에 새로운 환경에 적응하는 방법을 알려주기 위한 방법들로 구성되어 있다.

양생 당뇨 예방 및 치유 전략

첫째, "**몸속 대청소**"다. 새 술은 새 부대에 담가야 하는 법이다. 그 동안 성장기 동안에 가지고 있던 모든 쓰레기와 노폐물 그리고 독소들을 제거하여 몸 밖으로 버리고 새로운 세포들이 다시 싹을 틔울 수 있게 몸 속 환경을 만들어 주어야 한다. 특히 당뇨 환자에서는 당화노폐물이 전신에 퍼져있기 때문에 이들과 이들로 인한 염증 잔재 물질들을 제거해 주는 것이 무엇보다도 중요하다.

둘째, 여기에 새로운 식단으로 몸에 필요한 영양소를 공급해 주어야 한다. 이제는 성장이 목적이 아니라 대사 균형과 재생이 중요한 목표이기 때문에 양질의 고단백 고지방 식품을 섭취하도록 식단을 전환시켜 주어야 한다. 그래서 세포의 미토콘드리아 엔진이 지방을 잘 연소할 수 있게 만들어 줄 필요가 있다.

셋째, 당뇨로 대사 및 산화 스트레스가 심한 상황에서는 영양불균형을 바로 잡아주고 자유기의 활동으로 세포가 더 손상되지 않게 충분한 양의 미세영양소와 항산화제를 공급해 주어야 한다. 그래야만 당뇨로 인한 합병증을 예방할 수 있고 병의 진행을 역전시켜 당뇨로부터 다시 정상으로 빠져 나올 수 있게 도와줄 수 있다.

넷째, 신체 활동을 늘려 잉여 에너지가 체내에 축적되는 일이 없도록 해야 한다. 물론 너무 지나친 신체 활동은 오히려 세포에 산화적 손상을 가중시킬 수 있기 때문에 바람직한 것은 아니지만 적절한 운동은 생체 신호들로 하여금 인슐린 민감도가 증가되도록 만들어 주기 때문에 당뇨로부터 빠져 나와 대사 균형을 회복하는데 많은 도움을 준다.

다섯째, 충분한 수면을 취해야 한다. 수면 도중에 몸에서는 손상된 세포들을 수리하고 재생하는 일이 일어난다. 그러므로 당뇨에서 빠져 나오기 위해서는 충분한 수면 시간과 깊은 잠을 잘 수 있도록 노력해야 한다.

여섯째, 스트레스로 인해 늘 시간과 업무에 쫓기고 이를 먹는 것으로 보상받으려 하기 때문에 당뇨가 더욱 유행하고 있다. 그러므로 성인들은 누구나 자신의 스트레스를 관리하는 기술을 익혀 두고 있어야 한다. 이것은 성장이 끝난 성인들에게 있어 인생 2막을 올리기 위한 선택이 아닌 필수 과목이란 사실을 깨달아야 한다.

일곱째, 항상 긍정적인 생각으로 자신만의 인생 목표를 향해 즐겁게 행진해야 한다. 이를 위해서는 자신의 인생 목표를 분명하게 정하는 것이 우선되어야 한다. 자신의 인생 목표가 없는 사람은 하다 못해 당뇨에서 탈출하겠다는 목표라도 가져 보길 바란다. 혈당, 당화혈색소 수치, 혈압, 체중처럼 구체적인 목표를 정해 놓고 이에 도달하고자 매일 노력하는 것도 필요하다..

여덟째, 당뇨 합병증을 막기 위해서는 혈관벽에 염증이 일어나지 않도록 찌꺼기를 제거하거나 태워버리는 보다 적극적인 전략들을 사용할 필요가 있다. 그러나 이런 전략들은 병원에서 의사들의 도움을 받아 시행해야 하기 때문에 제약이 있다. 그렇지만 당뇨 환자들에게 증상을 경감시켜 주고 치료 과정에 대한 자신감과 확신을 심어줄 수 있기 때문에 이 전략도 구사해볼 필요가 있다.

당뇨에서 탈출하기 위해서는 상기 언급한 여덟 가지 전략들을 명심해야 한다.(참고: 부록에 소개한 '당뇨 관리의 핵심 전략' 들은 이중에서 보다 실제적인 것만을 뽑아서 만든 것이다.)

이제 마지막 남은 일은 이 전략들을 자신의 생활 속에서 실천하는 것이다. 사실은 이 점이 제일 중요하다. 이론적으로 또는 머리 속으로 생각은 많은데 이를 실천하지 못하면 한낱 공염불에 불과하듯 가장 중요한 점은 바로 실제로 이를 실천하는 일이다. 작지만 꾸준한 실천을 통해 이것들이 자신의 생활습관이 되도록 만들어야 한다.

　성공적인 당뇨 탈출을 위해서는 처음부터 무리한 목표를 잡지 말고 실현 가능한 현실적인 목표와 전략들을 정해 이를 실천하는 작은 움직임부터 가동시켜 보는 것이 좋다. 이 작은 움직임이 성공하면 자신감을 가져다 주고 그러면 그 다음 번에는 더 큰 목표와 전략들을 세울 수 있게 동력을 제공해 준다. 자신의 작은 성공에 긍지를 느끼고 자신감을 키워보라. 행복감을 느끼게 되고 새로운 도전을 위한 용기가 생겨나게 될 것이다. 바로 이런 식으로 조금씩 올바른 방향으로 움직이기 시작하면 여러분은 어느새 자신의 인생에서 진정한 승리자가 되는 날을 맞이하게 될 것이라 굳게 확신해 본다.

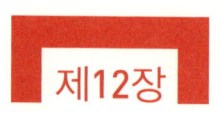

제12장

몸속 대청소

"세상 만사가 다 그러하듯 살면서 때론 정리를 하고 넘어가는 것이 필요하다. 자연도 정리가 필요하기 때문에 순환을 하듯 인생도 정리를 해야 새롭게 다시 시작할 수 있다. 나는 당연히 몸도 정리가 필요하다고 생각한다."

'**몸속 대청소**'는 세포의 생명 활동에 방해가 되는 불필요한 노폐물과 독소들을 몸 속으로부터 제거하여 세포가 살아가는 최적의 환경을 만들어주는 작업을 말한다. 여기서 청소란 단어를 사용하는 이유는 영양을 주는 것도 중요하지만 그 영양이 제대로 효과를 발휘하기 위해서는 먼저 몸 속 환경이 정리가 되어 있어야 하기 때문이다. 즉, 청소를 하는 이유가 영양과 재생이 효율적으로 일어날 수 있도록 **사전 조건을 만들어 주기 위함**이란 것을 알아야 한다. 그러므로 '**몸속 대청소**'가 무조건 청소하여 빼내는 작업으로만 이해한다면 그것은 하나만 알고 둘은 모르는 잘못된 생각이다. 동전이 앞면과 뒷면을 가지고 있듯이 이 세상 만물과 만사는 어느 한 가지만 가지고 있는 것이 아니다. 서로 다른 것들이 짝을 이뤄 순환하거나 또는 우열이 달라지거나 하는 일이 반복되는 것이 일반적인 원칙이다. 이와 마찬가지로 내가 말하는 '**몸속 대청소**'는 청소만 하는 것이 아니라 나중에 나오는 효율적인 영양 공급까지도 포함하여 **몸 속 환경을 최적의 생명 활동이 전개될 수 있도록 정리해주는 포괄적인 개념**으로 이해하고 이를 받아들여야 한다.

그런 의미에서 나는 몸 속 대청소를 **배설-영양-순환**의 삼각 연결고리 기전으로 설명한 바 있다.(참고: 본인의 다른 저서인 '**몸속 대청소**') 이를 요약하면 몸 속 환경을 최적의 상태로 조성하기 위해 먼저 몸 속에 존재하는 불필요한 것, 기능이 떨어진 것, 다른 분자 또는 세포의 기능을 방해하는 것 등을 제거하고 그것을 양질의 꼭 필요한 것, 기능을 증대시켜 주는 것, 새로운 분자나 세포를 만드는데 도움이 되는 것 등으로 대체시켜 주면서 이들의 교체 및 순환 과정이 원활하게 전신에 걸쳐 진행될 수 있도록 만들어 주어야 한다. 그래서 이 작업을 일명 '**자가포식**(autophagy)' 작업이라고도 부른다.

이 기전이 잘 진행되기 위해서는 다음과 같은 구체적인 전략들이 필요하다. 이는 양생법의 일반전략들과 서로 겹쳐지는 부분이기도 하다.

양생 일반 건강 전략 4가지

- 건강한 양생 식단
- 건강한 생활스타일 및 습관들(운동, 수면, 스트레스 조절)
- 양질의 영양보충제 공급
- 긍정적인 사고 및 스트레스 관리

이 4가지 전략은 탁자를 받치고 있는 4개의 다리와 같다고 이해하면 된다. 이 4개의 다리 중 어느 한 개라도 없으면 탁자 위에 상판을 올릴 수 없다. 더구나 그 상판 위에 무거운 짐을 올려놓기 위해서는 이 4개의 다리부터가 튼튼해야 한다. 이와 마찬가지로 우리 몸 속 환경이 최적의 상태를 유지하기 위해서는 상기 4가지 일반 건강관리 분야에서 각각 완벽한 상태를 이루고 있어야 한다. 그래야만 몸에 가해지는 각종 스트레스와 위협으로부터 몸을 보호하고 방어할 수 있는 능력을 갖출 수 있게 된다.

그러므로 '**몸속 대청소**'의 구체적인 실시는 이 4가지 일반 분야를 동시에 충실히 실천하는 것으로부터 시작된다고 말할 수 있다. 여기에 미세혈액순환을 개선시키고 손상된 세포를 재생시키기 위한 몇 가지 특수 치료전략들이 가세하게 되면 훨씬 수월하게 당뇨로부터 빠져 나와 정상적인 대사 균형 상태를 갖춘 건강한 몸을 만들 수 있게 된다.

양생 세포재생 특별 전략

- 킬레이션 요법
- 생산화 요법
- 양생 에너지 요법(미세전류, 자기장)

이 점에 대해서는 제19장에서 좀더 자세히 설명하기로 한다.

'몸속 대청소'가 모든 만성 질환에서 큰 치유력을 발휘하게 되는 이유는 세포 안팎의 환경을 유지시키는데 결정적인 작용을 하는 각종 세포막의 기능과 몸 속 내부 환경(매트릭스 환경)을 되살려 주기 때문이다. 세포막은 세포를 보호하는 최후의 방어막이다. 그러므로 세포막의 기능이 살아있어야 세포 안의 고유한 생명 활동이 활발하게 진행될 수 있다. 몸 속에 존재하는 수십 조의 세포들을 서로 구분 짓고 있는 이 많은 세포막의 방어 기능을 살릴 수 있는 방법은 내가 아는 한 **'몸속 대청소'** 밖에 없다. 또한 **'몸 속 대청소'** 는 세포와 세포 사이의 매트릭스 간질 구조를 최적의 배열 상태로 만드는데도 도움을 준다. 이 세포간질 매트릭스가 반도체 역할을 할 수 있어야만 몸 속 에너지 흐름을 원활하게 이끌 수 있다. 따라서 세포간질 매트릭스 속에 낀 이물질들을 제거하기 위해서도 역시 **'몸속 대청소'** 보다 더 효과적인 방법은 없다고 생각한다. 그러므로 치료의 최종 목표를 세포의 재생으로 삼는다면 **'몸속 대청소'** 를 항상 기본으로 삼아 이것부터 실천해야 한다.

당뇨 역시 이 원칙에서 예외가 되지 않는다. 당뇨는 특히 당분자들이 단백질 또는 지질 분자들과 결합하여 당화 분자들을 형성함으로써 몸의 기능을 저하시키는 질환이기 때문에 '**몸속 대청소**'의 역할이 더욱 절실히 필요한 분야라고 할 수 있다. 특히 세포막의 인슐린 수용체가 고장 나서 제 기능을 하지 못하는 상태이므로 이런 고장 난 분자들을 제거하고 다시 본래의 기능을 회복시키는데 있어 '**몸속 대청소**'의 역할이 절실히 필요하다.

그러므로 여러분은 당뇨가 '**몸속 대청소**' 작업을 통해 얼마든지 그 진행을 막고 역전시킬 수 있는 질환에 해당된다는 점을 확실하게 인식하고 있어야 한다. 문제는 이런 사실을 많은 사람들이 절실하게 깨닫지 못하고 있다는 사실이고 그보다 더한 문제는 도움을 청하기 위해 의사들을 찾아갔음에도 불구하고 이런 사실을 환자들에게 명확하게 알리지 않아 환자가 당뇨로부터 빠져 나오지 못하고 허우적거리거나 방황하도록 방치하고 있다는 점이다.

나는 이 책을 통해 당뇨가 자신의 잘못된 욕심으로 인해 발생하는 질환이라는 점을 분명하게 인식시키고 이것이 약이 아니라 자신의 욕심을 바로 잡으려는 마음 수련과 이를 뒷받침하는 행동이 실천될 때 비로소 해결될 수 있는 문제라는 점을 확실하게 여러분께 각인시키고자 한다. 그래서 이 점을 깨닫는 사람과 그렇지 못한 사람과의 사이에 결과에 있어 큰 차이가 발생하게 된다는 점을 알려주고자 한다.

양생 '몸속 대청소"의 구성 요소들

양생 일반 건강 전략
▶ 건강한 양생 식단
▶ 건강한 생활스타일 및 습관들
▶ 양질의 영양 보충제 공급
▶ 긍정적인 사고 및 스트레스 관리

양생 특별 세포재생 전략
▶ 킬레이션 요법
▶ 생산화 요법
▶ 양생 에너지 요법

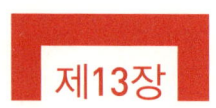

당뇨 식사요법

　당뇨라는 질환을 공부하게 되면 자연스레 중용의 원리를 깨닫게 된다. 의사의 입장에서 중용이라 함은 자신의 몸과 정신이 제 기능을 유지할 수 있도록 모든 기능들이 적정 범위 내에 존재하게끔 만들어 주는 것을 의미한다. 이런 의미에서 당뇨는 몸이 처리할 수 없는 지나치게 많은 양의 식사를 하는 경우에 발생하는 질환이라 할 수 있다. 물론 그 중에는 각종 스트레스로 인해 췌장의 기능 자체가 감퇴된 어쩔 수 없는 경우도 있을 수 있다. 그러나 대부분의 당뇨, 특히 제2형 당뇨는 췌장의 기능 저하가 일차적인 원인이 아니라 췌장의 기능을 능가할 정도로 과도하게 음식을 섭취하는 행위가 일차 원인으로 작용한 경우라고 할 수 있다. 그러므로 이를 자업자득이라고까지 혹평하는 사람들도 간혹 있다.

먹을 것이 늘 부족하던 시절에는 이 말이 맞는다고 볼 수 있다. 개인간 빈부 차이가 존재하는 상황에서 못 먹는 사람들도 허다한데 많이 먹는 병에 걸렸으니 이렇게 빈정대는 말도 나올 법하다고 생각한다. 그러나 오늘날과 같이 먹을 것이 풍부하고 언제든지 손만 뻗으면 쉽게 먹을 것을 구할 수 있는 그런 환경하에서는 이런 말은 적절하지 않다. 오히려 자업자득이 아니라 무식해서 당한 억울한 일에 해당된다고 할 수 있다. 즉, 자신도 모르게 나쁜 환경 속에 살다 보니 스스로 당분에 중독된 경우인 것이다. 게다가 당분 중독이 얼마나 무서운지 아직도 깨닫지 못하고 있는 안타까운 경우라고 할 수 있다.

따라서 이런 사람들에게 가장 먼저 시급히 해 주어야 할 일은 당분 중독의 위험성을 알리고 이것으로부터 빠져 나오는 법을 가르쳐 주는 일이라 할 수 있다. 만약 이런 것을 가르쳐 주었는데도 알아 듣지 못한다면 그 때부터는 전적으로 본인 책임으로 더 이상 변명의 여지가 없으며 누구도 그 사람의 당뇨에 대해 책임질 필요가 없다고 생각한다. 왜냐하면 그 때부터는 스스로 선택한 길을 가는 것이기 때문이다.

그래서 나는 항상 당뇨 환자가 오면 두 가지 치료법이 있음을 알려주고 이 두 가지 중에서 어느 것을 선택할지 고르라고 말한다. 한 가지는 지금까지 자신을 당분 중독 상태로 빠지게 만들었던 그런 음식을 앞으로도 포기하지 않고 계속해서 먹으면서 혈당 조절과 합병증 관리를 위해 약을 복용하는 방법이고 다른 하나는 지금까지 섭취해 왔던 음식의 문제점을 깨닫고 당분 중독에서 벗어나기 위해 다른 식단을 선택하는 방법이다. 이 후자의 방법은 **'양생의 길'** 을 가는 방법에 해당된다. 나는 이 두 가지 방법을 모두 알려주고 환자에게 택일하라고 말한다. 만약 전자의 길을 택하면 그에 맞게 약을 처방해 주고 두 번째 후자의 길을 선택하면 **'양생 프로그램'** 을 가르쳐 주는 것이다.

이 책은 바로 후자의 방법을 가르쳐 주기 위해 쓰여진 책이다. 그래서 지금부터 하는 이야기는 모두 두 번째 **'양생의 길'** 을 가는 사람들에게 해당되는 내용이라 할 수 있다.

'양생의 길' 을 통해 당뇨에서 빠져 나오기 위해서는 무엇보다 당분 섭취를 줄이는 식사 전략을 실천해야 한다. 많은 사람들이 탄수화물을 섭취하지 않으면 죽는 줄 알고 있다. 그러나 이는 완전 잘못된 생각이다. 사람은 탄수화물을 먹지 않고도 얼마든지 살 수 있다.(참고: 본인의 다른 저서인 **"건강한 지방을 먹자"**) 따라서 양생 식단에서는 우선 탄수화물 섭취 중단에 대한 두려움을 없애주는 교육을 제일 먼저 실시한다. 그러면서 몸에 필요한 영양분을 양질의 다른 식품으로부터 얻도록 지도한다. 이것이 양생 당뇨 식사법의 가장 중요한 핵심이라 할 수 있다. 물론 이와 동시에 몸 속을 깨끗하게 청소하는 양생 **'몸속 대청소'** 작업을 시행하면 그 동안 몸 안에 쌓여있던 각종 쓰레기와 염증 물질들을 몸 밖으로 배출시켜 당뇨로부터 완전 멀어지게 만들 수 있다.

> **주의**
>
> 당뇨 환자 중에 갑상선 기능이 저하된 환자의 경우에는 간의 글리코겐 저장 능력이 부족하여 혈당을 안정되게 유지 못하는 사람들이 종종 있다. 이런 유형은 탄수화물형 대사체질을 가진 사람들에서 주로 나타난다. 그러므로 이런 사람들에게 탄수화물 섭취를 제한하면 자칫 스트레스 호르몬의 과다 분비로 갑상선 기능이 더욱 저하되고 에너지 저하 상태에 빠져 힘들어 할 수 있다. 그러므로 이런 사람의 경우에는 이 책에서 말하는 대로 식사를 하지 말고 본인의 다른 저서인 **"갑상선 기능저하 평생 관리하기"**에 나온 대로 식사를 하면서 당뇨에서 빠져 나와야 한다. 그러므로 식단을 결정하기 전에 항상 자신의 담당 주치의와 상의하여 결정하길 바란다. (참고: 부록의 **"당뇨와 갑상선 기능저하증"**에 좀 더 자세한 내용이 나와 있음.)

그럼 양생 당뇨 식단에 대해 좀 더 자세히 알아보기로 하자.

당뇨 환자들은 절대적으로 탄수화물 특히 정제 탄수화물의 섭취를 줄여야만 한다. 설탕, 과당 같은 첨가당은 물론이고 쌀, 밀 같은 곡물 섭취도 줄여야 한다. 그래서 밥, 국수, 빵, 파스타 같은 음식을 절대 먹지 않도록 주의해야 한다. 게다가 디저트로 과일을 먹는 것도 제한해야 한다. 또한 술을 마시는 것도 제한해야 한다. 대신에 양질의 채소, 버섯, 일부 콩류, 견과와 씨앗, 육류, 가금류, 생선 및 해산물, 일부 유제품 등으로 구성된 식단을 차려야 한다. 이것이 바로 양생 당뇨 식단의 핵심 내용이라 할 수 있다. 따라서 양생 당뇨 식단을 한마디로 요약하면 바로 '**무설탕, 무과당, 무곡물**' **저탄수화물** 식단이라고 생각하면 된다.

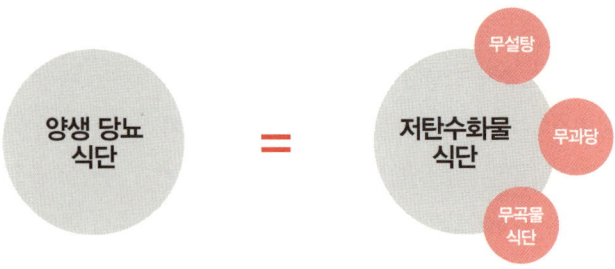

　이런 양생 당뇨 식단을 음식 피라미드로 만들면 그림1과 같다. 우리가 흔히 주식으로 알고 있는 밥, 빵, 국수, 파스타 같은 곡물 음식을 빼고 반찬이나 디저트로 먹는 단 음식, 단 과일도 뺀 것이다. 따라서 여기에는 주식, 반찬, 디저트 같은 개념이 없고 모두 한가지 식사란 단일 개념만 존재한다.(참고: 나는 이를 **"한 냄비 식사"** 개념이라고 부른다.) 그래서 주로 채소와 단백질 식품으로 식단을 구성하고 여기에 양질의 기름과 견과, 씨앗을 추가하는 정도로 구성하는 간편한 식단이라 할 수 있다. 채소는 가능한 당지수가 낮은 녹색잎 채소를 많이 늘리고 전분성 채소는 당부하가 높아지기 때문에 양을 줄이거나 또는 생으로 먹는 방법을 택하도록 권장한다. 과일은 제철 과일 중에서 달지 않은 베리류나 신 과일을 소량 먹도록 하고 사과는 껍질을 포함한 채 소량으로만 먹도록 한다. (참고: 건강을 더욱 증진시키기 위해 단백질보다 건강한 지방 비율을 더욱 늘리는 **'고지방 식단'**을 실천할 수도 있다. 이에 대한 자세한 내용은 본인의 다른 저서인 **"건강한 지방을 먹자"**에 나와 있다.)

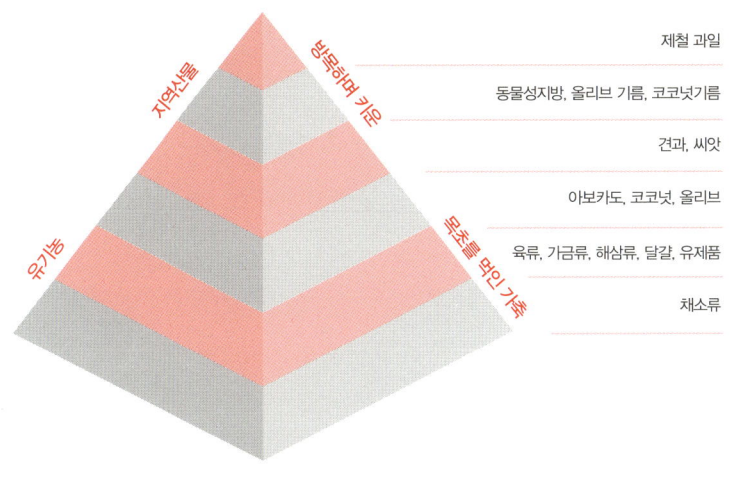

그림1 양생 식품 피라미드

 이렇게 철저한 저탄수화물 양생 당뇨 식단을 실천하여 혈당이 정상 범위로 안정화 되면 췌장의 기능 상태에 맞춰 다시 약간의 통곡물이나 과일 섭취를 일주일에 한 번 정도 간헐적으로 할 수 있다. 그러나 탄수화물 음식을 먹고 나면 다시 혈당이 오르내리면서 불안정해질 수 있다는 사실을 명심하고 그럴 경우에는 반드시 다음 번 식사로 혈당을 안정화시키는 저탄수화물 양생 당뇨 식단을 실천하여 재빨리 **'양생의 길'**로 회귀하는 것을 잊어서는 안 된다.
 참고적으로 다른 의사들은 적당량의 과일 섭취는 문제가 되지 않는다고 말하고 있다. 과당은 간에서 달리 대사되기 때문에 혈당을 올리지 않는다고 주장하며 오히려 과일에 좋은 영양 성분이 많이 들어 있기 때문에 이를 먹으라고 권하고 있다. 일견 맞는 말이지만 당뇨에서 빠져 나오려는 사람에게 있어서는 이 점도 역시 함정이 될 수 있다는 점에 유념해 주길 바란다. 그 이유는 과당도 포도당처럼 인슐린 분비를 자극하기 때문에 자칫 그런 함정에 빠지면 영원히 당뇨의 늪에서 빠져 나올 수 없다. 그러므로 당뇨에서 빠져 나오기 위해서는 과일을 무서워해야만 한다고 생각한다.(참고: 단, 갑상선 기능저하증이 심하거나 간의 글리코겐 저장 능력이 부족한 탄수화물형 대사체질을 가진 사람에 있어서는 오렌지, 사과 같은 과일 섭취가 혈당 저하를 막는데 도움이 될 수 있다. 그러므로 이런 경우에는 과일의 선별적 이용이 필요하다.)

만약 부득이 하게 과일이나 곡물을 먹을 경우에도 당부하지수(GL)가 식후 3-4시간 동안에 20을 넘지 않도록 유지하는 것이 바람직하다. 예를 들어 구운 감자의 경우 당지수는 93으로 높지만 당부하지수가 14 정도로 중간 수치이기 때문에 3시간 정도 간격을 두고 먹을 수 있다. 또 다른 예로 백미의 경우 1컵 분량의 당부하지수가 26, 현미의 경우는 16이기 때문에 현미를 선택하는 것이 현명한 방법이다. 만약 백미를 선택할 경우에는 당부하지수를 20 이하로 낮추기 위해 그 양을 1/2~2/3컵으로 줄여야만 한다. 마찬가지로 바나나의 경우는 당부하지수가 18 정도이므로 이것을 한 개 먹는다고 하면 약 3-4 시간 동안은 절대 다른 당분을 섭취하면 안 된다고 생각하고 있어야한다. 이처럼 당뇨에서 빠져 나오기 위해서는 당부하지수에 중점을 두어 절대로 많은 양의 탄수화물을 짧은 시간 동안에 섭취하는 일을 삼가도록 주의해야 한다. (참고: 부록 '당지수와 당부하지수')

탄수화물 섭취 한계: 3-4시간 동안 당부하지수(GL)가 20 이하가 되도록 한다.

처음에는 이런 것을 따지는 것이 조금 귀찮을 수 있다. 그러나 부록에 나와 있는 표를 보고 각 음식의 당부하지수(GL)를 익혀가다 보면 얼마 되지 않아 쉽게 터득할 수 있게 된다. 만약 3-4시간 동안 당부하지수가 20 이상이 되게 탄수화물을 섭취할 경우에는 혈당을 제대로 조절할 수 없게 된다는 점을 다시 한번 명심하고 어느 음식들을 피해야 하는지 그리고 먹어야 한다면 얼마만큼의 양을 먹을 수 있는지 파악해 둘 필요가 있다. 당부하지수(GL)를 결정짓는데 중요한 요인은 무엇보다도 해당 식품의 탄수화물 함량과 먹는 양이라고 할 수 있다. 그러므로 탄수화물 식품은 항상 조금 부족한 듯 먹는 습관을 들여야 한다.(참고: 식품의 당지수와 당부하지수를 따져가는 훈련을 하는 것을 우습게 여기지 마라. 이것은 작지만 당뇨 환자들에게는 매우 중요한 습관으로 이를 통해 여러분은 건강하고 행복한 삶의 낙원으로 들어가는 첫 번째 관문을 통과하게 될 것이다.)

양생 당뇨 식단에서는 탄수화물 섭취를 줄이는 대신에 양질의 단백질과 지방의 섭취를 충분히 늘리도록 권장하고 있다. 단백질도 너무 많이 섭취하면 인슐린 분비를 자극하기 때문에 보통 하루에 자신의 체중 당 1-2g 정도 섭취하면 충분하다고 생각한다. 반면 당뇨 환자에게 있어 지방 섭취는 좀 더 증가시킬 필요가 있다.

만약 체중 감량이 필요하다면 건강한 지방 섭취를 늘려서 고지방 케톤 식단을 실천하라고 권하고 있다. 양질의 지방은 세포막의 구성 변화를 통해 인슐린 저항성을 개선시켜 주는 작용도 한다. 여기서 양질의 지방이라 함은 양질의 동물성 포화지방과 코코넛 기름 외에 올리브유, 견과 등에 들어 있는 단일불포화지방산, 생선 속의 장사슬 오메가 3 지방산을 말하는 것이다. 오메가 6 지방산이 많은 각종 가공 식용유나 트랜스 지방이 많은 마가린, 쇼트닝 같은 경화유들은 세포막의 인슐린 저항성을 더욱 조장시키는 경향이 있기 때문에 나쁜 지방으로 절대 먹어서는 안 된다. 그래서 같은 지방이라고 해도 건강한 지방과 나쁜 지방을 잘 구분할 줄 알아야 한다. (참고: 본인의 다른 저서인 **"건강한 지방을 먹자"**)

이렇게 충분한 양질의 지방을 섭취하게 되면 지금까지 당분을 주 연료로 사용하던 몸을 지방을 주 연료로 사용하는 몸으로 바꿀 수 있다. 그러면 체중 감량은 물론 인슐린 저항성을 극복하고 당뇨로부터 쉽게 빠져 나오게 된다. 나는 환자들에게 자신의 몸이 허락하는 최대의 선까지 지방 섭취를 늘려가는 훈련을 하라고 말해 주고 있다.

이런 관점의 연장선상에서 당뇨 환자들은 버터, 코코넛유, 견과와 씨앗류, 다크 초콜렛 식품들을 적당량 섭취하는 것이 좋다. 왜냐하면 이런 식품들 속에는 양질의 지방산과 비타민, 미네랄, 항산화제들이 많이 함유되어 있기 때문이다. 다만 이들은 영양 밀도가 높은 식품들이라서 단독으로 먹을 경우에는 저절로 그 양이 조절이 되어 문제가 안되지만 탄수화물 식품과 같이 먹을 때에는 자칫 너무 많이 섭취할 수 있다. 그러면 칼로리 섭취가 많이 증가할 수 있으므로 항상 지나치게 많이 먹지 않도록 주의할 필요가 있다.

우리 주변을 보면 양생 당뇨 식단에서 제외시킨 음식들을 많이 먹는 사람들이 당뇨에 잘 걸리고 체중이 증가하여 비만이 되고 자꾸 식탐 증세를 보이는 것을 쉽게 목격할 수 있다. 이에 반해 이런 음식들을 멀리하는 사람들 사이에서는 당뇨, 비만, 성인병, 식탐 증세를 거의 찾아볼 수가 없다.

앞서 언급했듯이 많은 사람들이 당분, 과일, 곡물 등을 빼고 식사를 하면 건강을 해칠 것이라며 쓸데없이 괜한 걱정부터 한다. 또는 지레 겁을 먹고 '그렇게 먹고 어떻게 건강을 지킬 수 있는가'라며 부정적인 선입관에 사로잡혀 도무지 마음을 열려고 하지 않는다. 그래서 이런 사람들을 위해 다시 한 번 저탄수화물 식단이 건강에 미치는 영향과 안전성에 대해 설명해주면 다음과 같다. 즉, 저탄수화물 식단은 전문가의 적절한 지도 하에 시행할 경우 매우 안전하고 인체 생리에 하나도 나쁜 부작용을 일으키지 않으며 비만, 인슐린 저항성, 당뇨, 심혈관질환, 알츠하이머병, 파킨슨병, 암 등에 매우 효과적인 식단이다. 그래서 전 세계적으로 많은 의사, 영양학자, 건강 전문가들은 물론 심지어 많은 운동 선수들까지도 이런 식단에 동참하고 있다. 따라서 이런 식단에 대해 쓸데없이 걱정만하고 기존의 효과도 없는 저지방 식단만을 고집하는 불쌍한 환자들만 모르고 있는 사실이란 점을 이 책을 통해 많은 사람에게 알리고 싶다. 그러므로 여러분도 인슐린 저항성과 당뇨에서 빠져나오기 위해서는 제발 열린 마음을 갖고 내가 말하는 양생 당뇨 식단을 실천해 보길 강력하게 추천하는 바이다.(참고: 이에 대한 자세한 내용은 본인의 다른 저서인 **"건강한 지방을 먹자"**에 적혀 있다.)

게다가 양생 당뇨 식단은 당뇨 환자들에게는 맞는 균형 식단이다. 당뇨가 없는 사람들에게는 맞지 않을 수 있을 지 모르지만 이미 당뇨에 속하는 환자들에게는 알맞은 균형 잡힌 식사라는 점을 알아야 한다.

일부 의사들은 지나친 탄수화물 억제는 갑상선 기능을 저하시킨다고 말하며 저탄수화물 식단에 의심의 눈초리를 보내고 있다. 또한 트립토판이란 아미노산이 뇌를 싸고 있는 혈관-뇌 방어벽을 통과하여 들어가기 위해서는 어느 정도의 포도당이 있어야 한다고 주장한다. 그러나 이런 주장은 당뇨 경향이 없는 일반인들에게 해당되는 내용이고 이미 인슐린 저항성이 발생한 경우에는 기존에 충분한 혈당 레벨이 존재하고 있기 때문에 해당되지 않는다. 갑상선 기능저하도 실제 갑상선샘 조직에 문제가 있어서 생기는 것이 아니라 반응성으로 일시적으로 생기는 현상이라 할 수 있다. 그러므로 이런 반론은 당뇨에서 빠져 나오는 사람들에게는 적용될 수 없는 내용이란 사실을 깨달아야만 한다. 괜히 쓸데없이 환자의 투병 의욕이나 꺾는 훼방적인 소리에 해당된다고 생각한다.

그러므로 양생 당뇨 식단은 대영양소에서는 탄수화물 섭취를 가능한 줄이고 이를 양질의 단백질과 지방을 더 많이 섭취하는 것으로 대체하고 미세 영양소와 식이섬유 섭취를 위해 각종 색깔의 채소 식품, 발효 식품들을 많이 섭취하는 식단으로 간단하게 요약할 수 있다.

그러나 실제 많은 당뇨 환자들이 이런 권고를 받으면 갑자기 탄수화물을 줄이는 부분에 있어 매우 힘들어 한다. 그래서 나는 과도기를 두면서 천천히 새로운 저탄수화물 식단에 적응하도록 유도하고 있다. 이 과정에서 특히 식후 혈당을 조절하기 위해서는 한꺼번에 많은 양의 탄수화물을 먹지 않는 당부하지수 개념을 잊지 말고 동시에 많은 양의 식이섬유를 섭취하는 것의 중요성을 강조해서 알려주고 있다. 식이섬유는 섭취한 음식의 소화 속도를 늦춰주고 당분이 장점막을 통해 빠르게 흡수되는 속도까지도 줄여주는 작용을 한다. 또한 함께 섭취한 다른 식이지방의 섭취까지 조절하여 주기 때문에 당뇨 환자의 식욕을 조절하고 포만감을 증진시켜 주는 데 있어 매우 중요한 역할을 한다. 만약 식이섬유가 없는 식사를 하게 되면 섭취한 음식들이 빨리 분해되어 당분은 물론 아미노산, 지방산들까지도 몸 속으로 빠르게 흡수될 것이다. 그래서 혈당이 급격하게 증가하여 모세혈관벽 등에 손상을 줄 뿐 아니라 얼마 후 혈당이 바로 떨어져 저혈당 증세를 유발시키기 때문에 코티졸, 아드레날린 같은 스트레스 호르몬의 분비를 추가로 유발할 수 있다. 그러므로 당뇨 환자는 의무적으로 식이섬유를 충분하게 섭취하여 이런 혈당 오르내림 현상이 일어나는 것을 막아야 한다.

  식이섬유 중에는 각종 나물 같은 음식 속에 들어 있는 천연 식이섬유를 섭취하는 것이 가장 바람직하다. 그래서 거친 자연 식품을 그대로 먹는 것이 권장되지만 오늘날 현대 사회에서는 너무나도 가공한 식품들이 많기 때문에 이것이 여의치 못한 경우가 자주 있다. 이럴 때에는 식이섬유를 영양보충제 형태로라도 추가 섭취할 필요가 있다.

식이섬유에는 수용성과 불용성 두 가지 종류가 있다. 수용성 식이섬유는 물에 녹아 겔처럼 되는 것으로 소화가 천천히 일어나게 만들어주고 음식이 위장에 머무는 시간을 길게 만들어 주기 때문에 혈당이 증가하는 것을 조절할 수 있고 인슐린 민감도를 높여주는데 도움을 준다. 또한 식이 콜레스테롤과 지방의 흡수를 조절하는 작용도 함께 지니고 있다. 그러므로 당뇨 환자에서 보충제로 사용하는데 적합하다고 할 수 있다. 사과 껍질 속에 있는 펙틴, 차전차 껍질, 구아검 같은 것들이 대표적인 수용성 식이섬유들이다. 이에 반해 불용성 식이섬유는 물에 녹지 않고 위장관을 그대로 통과하여 빠져나가는 식이섬유다. 그래서 배변량을 크게 만들어 주고 장 운동을 활발하게 자극하기 때문에 변비를 해결하는데 도움을 준다. 또한 장내 환경을 개선시키는데도 중요한 역할을 한다.

당뇨 환자에서 혈당을 조절하는데 중요한 역할을 담당하는 수용성 식이섬유는 점성(viscosity)이 높은 것을 선택하는 것이 좋다. 그래서 채소, 콩류, 과일 속의 식이섬유가 곡물의 식이섬유보다 혈당을 조절하는데 더 유리하다. 특히 콩류에는 아밀라제란 탄수화물 분해 효소의 억제제가 들어 있고 베르베린에는 탄수화물 다당체를 분해시키는 글루코시다제란 효소를 억제하는 물질이 들어 있기 때문에 혈당 조절에 많은 도움을 준다. 뽕잎(멀베리) 추출물에는 이 두 가지 효소를 모두 억제시키는 물질이 들어있어 역시 식후 혈당을 조절하는데 많은 도움을 준다.

그러므로 (1)저탄수화물 양생 당뇨 식단에 (2)저당부하지수 다이

어트 개념을 첨가하고 (3)여기에 많은 양의 수용성 식이섬유 섭취를 늘려 식욕, 식사량, 식후 혈당 등을 안정화시키는 전략을 추구하는 것이 내가 알고 있는 한 가장 확실한 당뇨 탈출 식사 전략이라고 생각한다.

당뇨에서 빠져 나오기 위한 양생 식사법

- 탄수화물 섭취를 줄인다. 특히 정제 탄수화물의 섭취를 50g 이하로 줄이는 것이 권장된다.

- 당지수가 높은 음식은 피한다. 탄수화물 식품을 섭취할 때에는 당부하지수(GL) 다이어트 개념에 입각하여 약 3-4시간 동안 당부하지수가 20을 넘지 않도록 해야 한다.

- 대신에 양질의 단백질과 지방을 충분히 섭취한다.

- 식이섬유 보충제를 섭취하여 식사량을 줄이고 식후 혈당을 안정화시킨다.

- 기타 필요 시 혈당을 안정화시키는 영양보충제(예: 베르베린, 멀베리 추출물 등)를 복용한다.

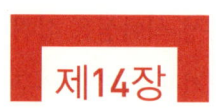

제14장

당뇨에서 빠져 나오기 위한 영양보충제

　앞서 당뇨는 잘못된 식생활습관으로 인해 발생하는 질환이라고 말했다. 그러므로 올바른 것과 잘못된 것을 구분하지 못하거나 또는 구분할 줄 아는데도 자꾸 잘못된 쪽으로만 선택을 하거나 또는 잘못된 것을 포기할 줄 모르는 부정적인 마음을 가진 사람은 아무리 좋은 음식과 영양보충제를 투여한다고 해도 당뇨에서 빠져 나오지 못하게 된다. 그러므로 여기서 말하는 영양보충제를 섭취하기 전에 반드시 식생활습관에 있어서의 잘못된 점(참고: 제1장의 당뇨 발생의 원인 및 위험요인들)을 먼저 포기할 줄 아는 과감한 용기와 결단이 필요하다. 그렇지 않으면 돈만 낭비하고 비싼 대소변만 보게 될 것이라는 점을 잊지 말길 바란다.

의사들 중에는 영양보충제를 섭취하는 것에 대해 의문의 눈총을 보내는 사람들이 많다. 그것은 영양보충제를 먹으니 차라리 약을 먹으면 된다는 생각을 가지고 있기 때문에 그렇다. 그렇지만 내 생각은 정반대다. 약을 먹는 것보다는 차라리 좋은 영양보충제를 먹는 것이 더 현명한 방법이라고 생각한다. 적어도 당뇨 환자에 있어서는 이 방법이 우선적으로 시행되어야 할 실제적인 조치라고 생각한다. 물론 우리가 먹는 음식을 통해 필요한 영양소를 다 섭취할 수 있으면 그것이 더 바람직한 상황일 것이다. 그렇지만 우리는 그런 낙원에 살고 있지 않다. 우리가 살고 있는 현실은 스트레스로 몸이 항상 부담을 받고 있는 상태이고 환경 속에 각종 독소들이 넘쳐나서 언제든지 우리 몸 속으로 들어와 내부 환경을 교란시키고 있는 상태다. 그러므로 단지 식사만으로는 이런 스트레스를 이겨내는데 충분한 영양소를 얻을 수 없다. 더구나 오늘날과 같이 대량 생산을 위한 농경 및 축산을 하다 보니 먹거리의 질이 과거에 비해 많이 저하된 상태이고 그것도 먹기 좋게 만들고 보관기간을 늘리기 위해 가공을 많이 하다 보니 영양소의 파괴와 탈락이 심한 상태라 할 수 있다. 그러므로 스트레스를 이겨내고 건강하게 살기 위해서는 부족한 영양소를 따로 보충해 줄 필요가 있다.

특히 당뇨병이 있는 경우에는 각종 영양소의 결핍이나 부족이 흔히 동반된다. 당뇨라는 말 자체가 소변으로 영양소가 많이 빠져 나간다는 의미를 담고 있기 때문에 비타민 B와 미네랄 같은 수용성 영양소의 충분한 보충은 불가피해 보인다. 게다가 인슐린이 작용하는데 관여하는 오메가 3 지방산, 크롬 같은 여러 영양소들도 함께 부족해져서 그 기능이 저하되어 있을 가능성이 항상 존재한다. 그리고 이런 영양소가 부족하게 되면 당뇨 합병증이 더 빨리 그리고 더 자주 발생하게 된다는 점도 고려해야 한다.

그러므로 당뇨 환자에서는 인슐린 작용을 돕고 대사 스트레스를 줄여주며 합병증 발생을 막기 위해 영양보충제를 사용할 필요가 있으며 다른 어느 분야에서보다도 그 효과가 뚜렷이 나타난다.

그렇지만 영양보충제의 사용 목적은 주로 췌장에서 인슐린 생산을 증가시키거나 또는 세포막에서 인슐린 민감도를 증가시키는데 우선적으로 집중되어야 한다. 이를 좀 더 구체적으로 설명하면 다음과 같다.

- 혈당, 특히 식후 혈당을 최대로 낮추기 위함이다.
- 인슐린 민감도를 증가시키기 위함이다.
- 최적의 영양 상태를 달성하여 영양학적 불균형 및 스트레스를 해소시켜 주기 위함이다.
- 대사 과정에서 산화 스트레스를 예방하기 위함이다.
- 당뇨 합병증 발생을 예방하기 위함이다.

이런 이유로 나는 당뇨처럼 만성 질환으로 고생하는 환자들에게는 영양보충제를 적극 권하고 있다. 문제는 현재 그 사람에게 부족한 영양소가 정확하게 무엇인지 알아낼 수 있는 방법이 없기 때문에 여러 영양소들을 한데 모아 만든 종합영양제를 복용시키는 방식을 그나마 제일 효율적인 방법이라고 생각하여 이를 권하고 있다는데 있다.

또한 영양보충제를 섭취한 사람들에서 실제 나타나는 반응은 연구실에서의 실험 결과와 다소 차이가 있을 수 있다는 점을 충분히 감안하여 그에 맞게 처방을 내려야 한다. 실험실 결과에서는 충분한 용량을 투여하여 연구를 하였기 때문인지 종합비타민과 미네랄 제품을 복용하면 에너지 레벨이 증가하고 뇌기능도 개선되면서 감기나 감염에 잘 걸리지 않고 스트레스를 이겨내는 능력이 향상되는 등의 효과를 보여주고 있다. 그렇지만 실제 임상에서 환자들에게 물어보면 종합비타민과 멀티미네랄 제품을 복용하면서 별 효과를 보지 못했다고 말하는 사람들이 종종 있다. 이들은 "남들이 다 먹으니까 안 먹으면 불안해서 먹긴 하지만 특별히 좋은 점은 못 느끼겠다." 라는 식의 반응을 보인다. 내 생각으로는 이런 사람들이 아마도 충분한 용량을 섭취하지 않고 있거나 또는 흡수 문제로 인해 영양소의 부족이나 불균형이 완전 해소되지 못한 경우가 아닐까 생각된다. 그러므로 흡수가 잘 되는 영양제 제품으로 충분한 용량을 맞춰 복용하도록 지도하는 것이 필요하지 영양소 무용론을 거론하는 것은 지나친 속단이라고 생각한다. 또한 **"몸 속 대청소"** 를 하면서 영양보충제를 공급하면 더 큰 효과를 얻을 수 있다. 앞으로 개인별로 부족한 영양소가 무엇인지 찾아내어 그것만을 개선시켜 주는 맞춤형 영양보충제 사용 방법이 개발되면 훨씬 더 효과를 높일 수 있을 것이라 생각된다.

당뇨 같은 대사 질환을 가지고 있는 경우에는 탄수화물 대사와 인슐린 작용 과정에 문제가 있어 혈당 조절이 잘 안 되는 상황이라서 이를 극복하기 위해 부족하거나 불균형 상태인 영양소를 충분히 공급해 주는 것이 다른 어느 경우에서보다도 효과가 크게 나타날 수 있다. 특히 비타민 B군에 속하는 영양소들과 아연, 마그네슘, 망간, 크롬 등이 당뇨 환자에게는 꼭 필요한 영양소라 할 수 있다. 가령 크롬 같은 미네랄은 인슐린이 혈당을 조절하는데 매우 중요한 역할을 하기 때문에 당뇨 환자에게는 추가로 충분히 보충해 줄 필요가 있다. 이런 식으로 부족한 영양소를 찾아 집중 공급해주면 인슐린의 작용과 혈당 대사가 보다 원활하게 일어나 당뇨에서 빠져 나오기가 훨씬 쉬워진다.

다음은 당뇨 환자의 경우 복용해야 하는 종합비타민과 멀티 미네랄 제품에 함유된 양질의 영양소 성분들과 그 기준을 표시한 것이다. 적어도 이런 기준에 충족되는 양질의 제품을 구해서 복용하는 것이 바람직하다. 보통 이 모든 것을 한 알에 담으면 알약 한 개의 크기가 너무 커지고 또한 한꺼번에 섭취하면 이를 흡수하는데 문제가 있을 수 있기 때문에 이를 나눠서 하루 3-6회 걸쳐서 복용할 수 있도록 제품을 만들고 있다.

표1 당뇨 환자에게 적합한 종합비타민과 멀티 미네랄 제품의 성분 및 함량

비타민	성인 하루 용량
Vitamin A(retinol)[a]	2,500–5000 IU
Vitamin A (from beta–carotene)	5000–25,000 IU
Vitamin B1 (thiamin)	10–100 mg
Vitamin B2 (riboflavin)	10–50 mg
Vitamin B3(niacin)	10–100 mg
Vitamin B5 (pantothenic acid)	25–100 mg
Vitamin B6 (pyridoxine)	25–100 mg
Vitamin B12(cobalamin)	400 mcg
Vitamin C (ascorbic acid)	250–500 mg
Vitamin D3[b]	2,000–5,000 IU
Vitamin E (d–alpha tocopherol)	100–400 IU
Niacinamide	10–30 mg
Biotin	100–600 mcg
Folic acid	400–800 mcg
Choline	10–100 mg
Inositol	10–100 mg

미네랄	성인 하루 용량
Calcium	250–1,000 mg
Chromium	200–400 mcg
Copper	1–2 mg
Iodine	50–150 mcg
Ironc	15–30 mg
Magnesium	250–350 mg
Manganese	10–15 mg
Molybdenum	10–25 mcg
Selenium	100–200 mcg
Silica	1–25 mg
Vanadium	50–100 mcg
Zinc	15–20 mg

a : 가임 여성인 경우에는 선천적 결함 발생의 위험 때문에 레티놀(retinol)이 하루 2,500 IU를 넘지 않도록 한다. (참고: 베타카로틴은 임신과 수유 기간 동안에도 안전하다.)

b : 위도가 높은 북쪽에 사는 사람들은 높은 용량을 복용하는 것이 좋다. 이 정도 범위에 도달하기 위해서는 따로 별개의 비타민 D3를 복용해야 한다.

c : 남성과 폐경 이후의 여성들은 철분을 보충할 이유가 거의 없다.

당뇨 환자에게 필요한 영양소 설명

종합비타민과 멀티비타민

당뇨 환자에게 기본적으로 필요한 영양보충제로 앞에서 설명하였다.

모든 종류의 비타민 B를 충분히 섭취해야 당뇨 합병증을 예방할 수 있다.

비타민 C와 E는 항산화 기능을 담당하기 때문에 당뇨 스트레스를 물리치는데 역시 필요하다.

마그네슘은 당뇨 환자에서 부족하게 되는 대표적인 미네랄이다. 이것은 주로 세포 내에 존재하는 미네랄이라서 혈청 검사로는 부족 여부를 제대로 알 수가 없다. 적혈구나 백혈구 같은 세포 속의 마그네슘 레벨을 검사하는 것이 정확하다. 그러면 당뇨 환자에서는 거의 대부분 마그네슘이 부족한 것으로 나온다. 마그네슘을 보충하면 인슐린 작용과 반응이 개선되고 세포막의 유동성이 좋아진다. 마그네슘 레벨이 높을수록 당뇨병성 망막질환과 심혈관질환 같은 합병증 발생이 줄어든다. 보통 하루 400-500mg 정도 공급해 준다.

크롬은 혈당을 떨어뜨려주는 작용을 가진 미네랄로 지방을 연소시키고 근육을 재건하는데도 도움을 준다. 크롬 피콜리네이트 (chromium picolinate) 형태로 하루 200 mcg으로 시작한다.

바나듐은 인슐린과 비슷한 작용을 하여 혈당이 근육이나 기타

세포 속으로 들어가 에너지 연료로 사용되는 것을 도와주는 작용을 하는 미네랄이다. 주로 바나딜 설페이트 (VS; vanadyl sulfate) 형태로 공급된다.

이 밖에 아연, 망간 같은 미량 미네랄도 인슐린의 작용을 도와주는데 필요한 영양소들이다.

생선유(오메가 3 지방산)

이것도 당뇨 환자에게는 꼭 필요한 영양보충제라 할 수 있다. 특히 심혈관질환을 함께 동반하고 있는 경우에 도움이 된다. 오메가 3 지방산은 중성지방 레벨을 낮춰주고 혈압을 안정시키는데 효과가 있다. 그러나 너무 많이 섭취하면 혈당 조절을 교란시킬 수 있기 때문에 하루 2,000mg 을 넘어가지 않도록 섭취한다. 보통은 하루 1,000~1,200mg 정도가 적당하다.

반드시 상하지 않은 양질의 생선유를 선택해서 복용하도록 한다.

알파리포산(Alpha-lipoic acid)

세포의 에너지 생산에 관여하는 강력하면서도 중요한 항산화 물질로 당뇨 환자에게 꼭 필요한 영양소다.

잘 알다시피 당뇨에서 혈당이 증가하면 염증이 일어나 혈관벽에 손상을 주게 된다. 그래서 죽상동맥경화증과 미세혈관의 순환장애가 발생하게 된다. 그것은 포도당이 활성산소로 대변되는 자유기 발생을 증가시켜 세포에 산화적 손상을 일으키기 때문이다. 따라서 이를 중화시켜 줄 알파리포산과 같은 강력한 항염증 및 항산화제가 필요하다.

　비타민 C가 수용성 자유기만, 비타민 E가 지용성 자유기만 상대하는데 반해 알파리포산은 세포 안팎에서 수용성과 지용성 자유기를 모두 방어하는 항산화제 역할을 한다. 특히 신경세포는 항산화 작용을 발휘하기 위해 알파리포산을 필요로 한다. 그래서 당뇨 환자에서 신경세포가 알파리포산을 소실하기 시작하면서부터 신경 손상이 일어나기 시작한다. 그러므로 당뇨병성 말초신경질환을 예방하기 위해서는 알파리포산을 하루 400~600mg 정도 보충해 주는 것이 많은 도움을 준다.

　이 밖에도 알파리포산은 인슐린 작용을 개선시켜 혈당 대사 증진은 물론 체중 감량에도 도움을 준다. 그리고 AMPK 효소 활성제로서의 역할도 가지고 있다. 그래서 모든 당뇨 환자가 복용해야 할 필요가 있는 영양보충제에 속한다고 할 수 있다.

포도씨 추출물(Grape seed extract)

　이 속에는 PCOs(procyanidolic oligomers) 라는 플라보노이드가 들어 있다. 이 물질은 세포 내 비타민 C 레벨을 증가시켜 주고 모세혈관에서 누수나 파열이 일어나 멍이 드는 것을 막아주는 작용을 한다. 또한 강력한 항산화 작용도 가지고 있다. 이런 점 때문에 당뇨 환자에서 미세혈관의 순환장애가 있는 경우에 도움을 준다. 말초 신경염, 신장염, 망막 질환 같은 경우가 이런 경우라고 할 수 있다.

　또한 동맥 벽에 죽상동맥 플레이크가 형성되는 것을 줄여주는 작용도 한다. 이런 이유로 당뇨병성 망막질환, 당뇨병성 족부 궤양 같은 당뇨 합병증을 예방하기 위해서도 사용한다. 보통 하루 300mg 정도 섭취한다. (참고: 플라보노이드가 풍부하게 들어 있는 다른 항산화 보충제로는 빌베리 추출물, 은행잎 추출물, 피크노지놀(소나무껍질 추출물) 등이 있다.)

식이섬유 보충제

당뇨병에는 수용성 식이섬유 보충제가 많은 도움을 준다. 차전차씨 껍질(psyllium husk), 현미 또는 귀리 껍질, 베타글루칸, 펙틴(pectin), 구아검(guar gum), 잔탄검(xanthan gum), 알긴산염(alginate), 곤약(konjac root) 등 여러 가지 식이섬유들이 나와 있다. 그 중에는 몇 가지 식이섬유들을 혼합하여 만든 혼합 제품도 있다. 각종 연구 결과 이런 제품들은 다음과 같은 장점을 가지고 있다.

- 식욕을 줄여주고 체중 감량에도 효과적이다.
- 식사량을 줄이는데 도움을 준다.
- 혈당 조절 및 안정화에 도움을 준다.
- 인슐린 민감도를 증가시켜 준다.
- 같이 먹는 식사의 당지수(glycemic index)를 낮춰준다.
- 혈중 콜레스테롤과 중성지방 수치를 낮춰준다.

그래서 식이섬유는 당뇨 환자에게는 꼭 필요한 영양보충제라 할 수 있다.

용량은 사용 목적에 따라 달라진다. 만약 체중 감량이 필요하지 않고 단지 혈당만 안정화시키려면 식사 전에 750-1,500mg 정도를 섭취하면 된다. 그러나 체중 감량을 원할 경우에는 용량을 750~1,000mg에서 시작하여 몇 주에 걸쳐 이를 점차 늘려가면서 식사 전 2.5~5g 정도 복용해야 한다.

경구용 당뇨 약을 복용하고 있는 사람은 식이섬유를 섭취하기 1시간 전 또는 1시간 후에 복용하는 것이 좋다.

제품은 연질 캅셀, 칼로리 제로 상태의 드링크, 음식에 뿌리거나 섞어 먹을 수 있는 가루형, 단백질과 혼합된 파우더형 등 여러 형태로 개발되어 나와 있기 때문에 자신에게 맞는 것을 골라 섭취하면 된다.

다음은 당뇨에 좋은 여러 약초들이다.

베르베린(Berberine)

황련, 황백, 콜롬보 분말 등에 함유되어 있는 노란색의 알칼로이드 성분으로 혈당을 안정화시키고 혈압과 혈중 지질을 낮춰주는 효과를 가지고 있다. 그러므로 대사증후군과 관련된 3가지 요인들(체중, 혈당, 혈압)을 모두 해결해 주는 능력을 가지고 있는 셈이다.

작용 기전으로는 AMPK 효소를 활성화시켜주는 작용 말고도 장내세균들에 영향을 미쳐서 간접적으로 인슐린 작용이 원활하게 일어나도록 만들어주는 기전도 가지고 있다. 이 기전은 인슐린에 대한 직접적인 효과는 아니지만 당뇨 발생과 관련하여 매우 중요한

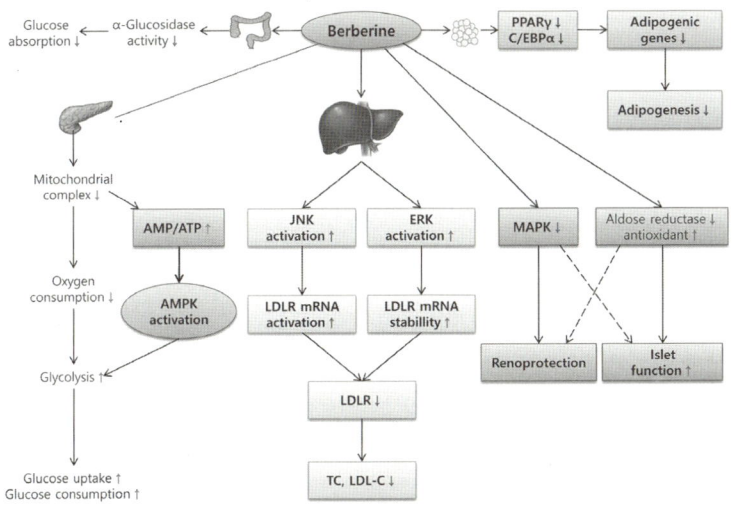

그림1 베르베린(berberine)의 다양한 작용 부위 및 기전

점을 시사해주기 때문에 아주 중요한 기전으로 인식되고 있다. 그리고 이런 기전 때문에 베르베린이 당뇨 이외의 위장관 감염증 치료 목적으로도 사용되고 있는 것이다.

또한 베르베린은 심혈관질환에서도 그 사용이 권장되고 있는 추세다. 비교적 안전하기 때문에 이런 질환에 사용하는 화학 약물과 함께 복용해도 문제가 없고 오히려 그 효과를 더 높여주는 것으로 알려져 있다.

보통 500mg씩 하루 2-3회 복용한다.

베르베린은 전분이 분해되는 것을 막고 당분이 흡수되는 것을 차단시키는 효과를 가지고 있기 때문에 식전에 섭취하는 것이 이상적이다.

뽕잎(Mulberry leaf)

이것은 뽕나무 잎으로 인슐린의 작용을 증대시켜 주며 당분의 흡수를 막아 혈당을 낮춰주는 작용을 한다. 당화 혈색소 수치는 물론 총콜레스테롤과 LDL 수치도 낮춰준다. 잎을 건조시켜 이를 갈아서 하루 3g 정도 섭취한다.

당살초(Gymnema sylvestre)

인도 중남부에 자생하는 약초로 오랫동안 당뇨병의 자연치료제로 사용되어 왔다. 인슐린의 효과를 증대시켜주는 작용을 한다. 계피가 혈류 속의 포도당을 빨리 세포 속으로 들어가게 하는 작용을 한다고 하면 당살초는 당분이 소장 점막을 통해 혈액 속으로 들어가는 것을 지연시켜 주는 효과를 발휘한다.

활성 성분은 gymnemic acid란 글리코사이드로 단 맛에 대한 욕구를 줄여주기 때문에 당뇨에 효과적인 것으로 알려져 있다. 함께 복용하면 인슐린과 경구용 혈당강하제의 복용량을 줄일 수 있다. 하루 400mg 정도 복용한다.

여주(Bitter melon, Momordica charantia)

천연 인슐린이라 불릴 정도로 당뇨에 도움을 준다. Charantin이란 쓴 맛을 내는 사포닌 성분이 췌장의 베타세포에 작용하여 인슐린 분비를 촉진시켜 혈당을 낮춰주는 효과를 발휘한다. 또한 여주에 함유된 Polypeptide-P는 화학적으로 인슐린과 유사하여 인슐린 흉내를 내는 것으로 알려져 있다. 그래서 세포가 포도당을 흡수하는 능력을 향상시켜 준다. 신체적 운동을 할 때 포도당이 세포 속으로 들어가게 하는 효소를 활성화시키는 것처럼 여주 역시 똑같이 이 효소를 활성화시키는 작용을 한다.

생열매는 생즙을 내서 마시고 건열매는 차로 달여 먹는다.

호로파 씨앗(Fenugreek seeds)

인슐린 수용체의 수를 증가시켜 혈당 조절에 도움을 준다.

마늘

혈당조절은 물론 혈류 개선 및 혈중 지질 프로파일 개선 효과가 있다.

계피

계피 속의 methylhydroxy chalcone polymer (MHCP)란 폴리페놀 성분이 탄수화물 대사를 원활하게 도와주어 혈당을 낮춰주는 효과를 발휘한다. 혈당을 최대 29%까지 감소시켜 주는 효과를 가지고 있다.

강황

강황 속의 커큐민이란 폴리페놀 성분이 항염 작용에 도움을 준다.

그리고 다음과 같은 이유로 당뇨 환자에서 많은 도움을 준다.

- 간에서 포도당 생산을 줄여준다.
- 간에서 글리코겐 생산을 줄여준다.
- 세포가 포도당을 흡착하는 것을 자극시켜 준다.
- 혈당이 일으키는 염증 상황을 줄여준다.
- 췌장 조직으로부터 인슐린 분비를 자극시킨다.
- 췌장 세포의 기능을 개선시켜 준다.

무엇보다도 좋은 장점은 당뇨 약과 달리 부작용이 없다는 점이다.

바나바 잎(banaba leaf)

식물 바나바(Lagerstroemia speciosa) 잎은 인슐린처럼 혈액 속의 포도당을 세포 속으로 이동시키는 작용을 한다. 그래서 이 식물을 '인슐린 식물' 이라고도 부른다. 활성 성분은 잎 속의 corosolic acid란 성분으로 이것이 인슐린 작용을 하기 때문이다. 안전하고 가격도 저렴하기 때문에 당뇨 환자들에게 널리 사용되고 있다.

당뇨 환자에서 영양보충제 사용 단계의 예

당뇨 환자에서 영양보충제 사용은 그 사람의 상태에 따라 적절하게 단계별로 사용하는 것이 바람직하다. 현재 복용하는 약과 인슐린은 물론 영양보충제 복용 여부도 반드시 담당 의사와 상의하여 결정하는 것이 좋다.

영양보충제를 사용하는 것은 식단 조절과 생활 습관 개선 조치를 보조하기 위함이지 이것이 핵심 치료 전략이 절대 아니라는 점을 이해하고 있어야 한다. 그래서 가능한 식단을 보조하는 목적으로 사용하고 약물 사용을 막거나 또는 이를 적게 하기 위한 목적으로 사용한다는 점을 잊지 말길 바란다.

영양보충제 사용의 제 1단계

이 단계는 체중이 정상이고 당뇨 합병증이 없으며 혈액 지질 프로파일 소견도 정상일 때 혈당 수치를 목표에 맞추고 당화 혈색소 수치를 7% 이하로 떨어뜨리기 위한 목적으로 영양보충제를 사용하는 단계라고 이해하고 있으면 된다. 물론 식단 조절과 생활스타일 개선 조치는 기본으로 실천하면서 추가로 영양보충제를 복용하는 것을 원칙으로 한다.

고단위 종합비타민과 멀티미네랄: 용량은 상기 언급한 내용을 참조하여 결정한다.

- 비타민 D3: 매일 2,000~5,000 IU
- 생선유: 매일 EPA + DHA 혼합 1,000mg
- 포도씨 추출물(기타 플라보노이드 풍부 추출물): 하루 100-150mg

영양보충제 사용의 제 2단계

이 단계는 식단 조절과 생활스타일 개선 조치를 취하고 있지만 혈당 수치가 목표까지 떨어뜨리지 않고 당화 혈색소도 7% 밑으로 내려가지 않는 경우에 해당된다. 또한 체중이 과체중이고 혈중 지질 프로파일 소견이 증가되어 있을 때에도 이 단계 방법을 사용한다.

- 제 1단계 영양보충제
- 알파리포산: 매일 400–600mg
- 수용성 식이섬유 보충제: 식사 전마다 2,500~5,000mg(주의: 모든 약물은 식이섬유를 섭취하기 1시간 전 또는 1시간 후에 복용한다. 메트포르민 같이 식사 때 복용하도록 되어 있는 약물은 식이섬유 보충제를 섭취하는 경우에는 서로 겹치지 않도록 해야 한다.)

영양보충제 사용의 제 3단계

이 단계는 혈당과 지질 프로파일 소견이 목표에 도달하지 못했으면서 혈압이 높은 경우 또는 제 2 단계 조치를 3개월 정도 시행하였음에도 불구하고 당화 혈색소가 계속 7% 이상으로 나오는 경우에 적용한다.

- 제 2단계 영양보충제
- 포도씨 추출물(기타 플라보노이드 풍부 추출물): 하루 300mg까지 증량
- 베르베린: 식전마다 500mg씩 복용
- 마그네슘(citrate): 150~250mg씩 하루 3회

- 다음 중 한 가지 선택
- 멀베리 잎(뽕잎) 추출물: 매일 식사 전에 건조 멀베리 잎을 1,000mg 정도 복용한다.
- 당살초 추출물: 식간에 200mg 하루 두 번

각 단계별로 12주 동안 실시한다. 결과가 호전되지 않는 경우에는 더 높은 단계로 진행하고 결과가 호전되면 다시 낮은 단계로 진행하여 유지시킨다. 다시 한번 강조하여 말하지만 영양보충제는 식사 조절과 운동을 보조하기 위한 목적으로 사용한다는 점을 잊어서는 안 된다. 만약 제 3단계 영양보충제를 3개월간 사용하였음에도 불구하고 혈당이 조절되지 않는 사람은 약을 쓸 수 밖에 없는 사람이고 불행한 길로 확실하게 들어가는 사람이라 할 수 있다. 그런 사람은 당뇨에서 빠져 나오고 싶은 생각이 전혀 없는 사람이기 때문에 당분간 이 책을 읽을 필요가 없다. 나중에 살다가 당뇨에서 빠져 나오고 싶은 생각이 들면 그 때 이 책을 읽길 바란다.

당뇨 합병증을 예방하고 치료하기 위한 추가적인 영양보충제

당뇨 합병증을 예방하거나 또는 치료하고자 할 때에는 상기 영양보충제 섭취 계획에 다음과 같은 영양보충제를 추가하여 복용하면 된다.

▶ 콜레스테롤 레벨을 낮추고 싶은 경우

- 서방형 나이아신: 밤에 자기 전에 1,000~2,000mg을 복용한다.
- 베르베린: 매 식사 전에 500mg씩 복용

▶ 혈압이 높은 경우

상기 제 3단계 영양보충제 만으로 충분하지 못한 경우에 다음 중 하나를 추가로 복용한다.

- 올리브 잎 추출물(올레유로페인 함량 17~23%): 500mg씩 하루 두 번
- 가다랑어에서 추출한 항ACE 펩타이드: 하루 1500mg
- 샐러리 씨앗 추출물(3nB 85% 함유): 150mg 씩 하루 두 번

(참고: 혈압이 170/110mmHg 이상이면 반드시 의사와 상의해야 한다.)

▶ 기타 심혈관 질환의 위험이 있는 경우

- HDL 콜레스테롤이 45mg/dL 이하인 경우

  서방형 나이아신: 잠 자기 전에 1,000-2,000mg

- Lp(a)가 40mg/dL 이상인 경우

  서방형 나이아신: 잠 자기 전에 1,000-2,000mg

- 중성지방이 150mg/dL 이상인 경우

  서방형 나이아신: 잠 자기 전에 1,000-2,000mg

- C-반응성 단백이 1.69mg/L 이상인 경우

  테라큐민(Theracurmin)이란 특별한 형태의 커큐민(생체흡수성이 매우 높음)을 기준으로 하루 180mg 복용

- 피브리노겐이 400mg/L 이상인 경우

마늘 추출물: 알리신 성분으로 하루 4,000 mcg

- 호모시스테인 레벨이 16μ mole/L 이상인 경우

비타민 B 군(B6, ,엽산, B12) 섭취 외에 특별한 영양소는 없는 상태임.

- 페리틴(ferritin)이 200mcg/L 이상인 경우

붉은 육류섭취를 줄인다. 철분 보충제 섭취를 중단한다. 필요하면 사혈을 한다.

- 지질과산화물이 증가되어 있는 경우

특별한 보충제가 없음. **'몸속 대청소'** 원칙에 입각하여 기본적인 식사 조절과 종합비타민을 섭취한다.

▶당뇨병성 망막질환의 경우

빌베리 추출물: 하루 160~320mg 또는 포도씨 추출물: 하루 150~300mg

▶당뇨병성 신경질환이 있는 경우

- 보리지 오일, 달맞이꽃 종자유, 블랙커런트 오일 등에 들어 있는 감마 리놀렌산: 하루 480mg
- 벤포티아민(Benfotiamine): 하루 600mg

(참고: 벤포티아민은 비타민 B1(thiamine)의 유도체로 탄수화물 대사를 조절하는데 중요한 역할을 한다. 또한 몸에서 위험한 당화노폐물(AGEs)이 생성되는 것을 막아주는 역할도 한다.)

- 0.075% 캡사이신(Capsaicin)크림: 하루 두 번 해당 부위에 바름.

▶당뇨병성 신장질환이 있는 경우

- 벤포티아민(Benfotiamine): 하루 600mg
- 베르베린: 매 식사 전에 500mg 씩
- 신장 기능이 40% 이하로 떨어지지 않았을 경우에는 상기 고혈압이 있을 때의 기준에 맞춘다. 만약 신장 기능이 40% 이하로 떨어진 경우에는 혈압을 저하시키는 약물을 사용한다.

▶잘 낫지 않는 상처가 있는 경우

- 알로에 베라 겔: 하루 두 번 상처 부위에 바름
- 또는 오존 올리브 오일: 하루 두 번 상처 부위에 바름

▶당뇨병성 족부 궤양

- 징코 빌로바 추출물 하루 240~320mg 또는 포도씨 추출물을 하루 300mg까지 증량시킨다.
- 기본적인 영양보충제

인슐린 민감도를 증가시키는 방법

우선 오랫동안 저탄수화물 식단을 유지하면 세포막의 인슐린 수용체를 수리하여 인슐린 민감도를 다시 증가시킬 수 있다. 이 방법은 가장 확실하게 인슐린 민감도를 증가시키는 방법이다. 그러나 다시 탄수화물을 먹기만 하면 언제든지 인슐린 민감도가 떨어지고 인슐린 저항성이 생기면서 체중과 체지방량이 증가할 수 있다. 그래서 이를 유지하는 것이 힘든 사람들이 있다.(참고: 물론 고단백, 고지방 음식을 좋아하는 사람에게는 이것이 전혀 어렵지 않다.)

그럼 다른 대안은 없는가?

그것은 인슐린 민감도를 증가시키는 다음 5가지 성분들을 탄수화물을 먹기 전에 미리 먹는 것이다. 그러면 몸이 탄수화물을 처리하는 능력이 증가하여 탄수화물을 조금 더 먹더라도 혈당을 안정화시켜 줄 수 있다.

❶ 계피(Cinnamomum Burmannii): 몸이 탄수화물을 처리하는 능력을 10배 이상 증가시켜 준다.

❷ 베르베린(Berberine): 인도에서 오래 전부터 사용해 온 식물성 알칼로이드로 인슐린과 세포막 수용체 사이의 신호전달을 개선시켜주고 근육 세포에서 에너지 연료로 지방보다 탄수화물을 더 잘 흡착할 수 있게 만들어 준다.

❸ 인도키노나무 껍질(Pterocarpus Marsupium): 인도 아유르베다에서 사용해 온 천연 약초로 식후 2시간 후의 혈당을 약 21% 정도 감소시켜 준다.

❹ 4-하이드록시이소루신(4-hydroxyisoleucine): 호로파(Fenugreek) 잎에서 추출한 천연 식물성 물질로 역시 근육세포에서 인슐린 수용체에 대한 민감도를 증가시켜 근육 세포 속에서 탄수화물 저장량을 늘려주고 지방 저장량을 줄여주는 작용을 한다. 또한 몸에서 근육 단백질을 당분으로 전환시키는 과정을 방해한다. 그래서 체중을 감량할 때에도 체지방은 연소되면서 근육량은 유지되게 만들어주는 그런 작용을 한다. 근육량이 유지되거나 많을수록 몸에서 쉽게 지방을 태울 수 있기 때문에 이런 점이 유리하다고 할 수 있다.

❺ R-알파리포산(R-Alpha Lipoic Acid): 알파리포산은 자연적으로 생겨나는 지방산으로 S-ALA 와 R-ALA 두 가지 이성체가 존재한다. 그러나 R-ALA가 훨씬 효과적이고 생체이용률도 높다. R-ALA는 약 4주간 사용으로 인슐린 민감도를 약 25% 정도 증가시켜주는 것으로 판명되었다. 그래서 당분으로 발생한 신경학적 질환에 널리 사용되고 있다.

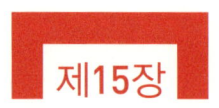

양생 운동 요법

운동의 필요성

당뇨에서 빠져 나오기 위해서는 먹는 것을 조절하는 식이요법이 제일 중요하지만 이와 더불어 자신의 생활스타일 중에서 앉아서 움직이지 않고 머리만 사용하는 비활동적인 생활 태도를 사지 근육들을 사용하는 활동적인 생활 태도로 바꾸는 일도 필요하다. 이를 거창하게 운동 요법이라고 말하지만 사실은 활동적인 생활습관을 갖도록 생활 스타일을 바꿔주는 것으로 이해하면 훨씬 마음이 편안하다.

인류가 과거에는 먹을 것을 구하기 위해 쉴새 없이 몸을 움직여야만 했지만 기계 문명이 발달하면서 노동력을 사용하는 계층이 줄고 정신사고력을 사용하는 계층이 늘어나면서 당뇨 발생도 같이 늘어나는 양상을 보여 왔다. 게다가 오늘날과 같은 정보통신 문명 시대로 접어들면서 많은 사람들이 신체 활동보다는 정신 활동에 집중하고 있는 상황이 펼쳐지고 있다. 이는 기본적으로 먹거리가 해결된 상황에서 일어나는 일이라 더욱 당뇨 발생을 부추기는 위험한 상황 변화라고 할 수 있다. 그러므로 이런 환경에서는 개인별로 자신의 삶 속에서 짬을 내서 따로 신체적 활동만을 하는 운동 시간을 가져야만 한다. 이는 비단 당뇨에 걸린 사람이 그것으로부터 빠져 나오기 위해서도 꼭 필요하지만 정상인이 나이 들면서 당뇨, 심혈관 질환, 암 같은 퇴행성 질환에 걸리지 않기 위해서도 마찬가지로 필요한 예방 전략이라 할 수 있다.

인간은 동물이기 때문에 몸을 움직여야만 하고 주행성 동물이기 때문에 낮에 활동하고 밤에 휴식을 취하는 구도가 기본적으로 설정되어 있어야 한다. 그래서 만약 낮에 활동을 하지 않고 단지 깨어만 있는 상태를 유지하면 몸의 각종 생리적 신호들이 원활하게 작동하지 못하게 된다. 그러므로 낮에는 근육을 움직이는 활동을 무조건 해야 한다. 일상 생활 속에서 근육을 사용하는 일을 많이 한다면 따로 시간을 내서 운동을 할 필요는 없지만 그렇지 못한 사람은 운동을 통해 자신의 대사 기능을 정상으로 유지시키려는 노력을 부단히 해야만 한다.

근육은 우리 몸에서 가장 큰 대사 엔진이다. 이 큰 엔진을 사용하지 않고 방치시켜 두면 대사 기능이 저하되고 몸 속 환경이 열악해지는 방향으로 악화될 수 밖에 없다. 근육이 움직여야 에너지 생산이 늘고 이에 필요한 연료들이 소비되면서 체지방이 줄고 적절한 근육량이 유지될 수 있는 것이다. 또한 근육이 움직이기 위해서는 뇌, 심장, 폐 등 다른 장기의 도움이 필요하기 때문에 이들 주요 장기의 기능을 활성화시키는데도 역으로 근육의 움직임이 꼭 필요하다. 이런 신호를 통해 몸 속에서 AMPK 같은 대사 효소들의 기능이 활성화되고 몸 속 환경이 신진대사 또는 여러 생명 활동 등이 순조롭게 진행될 수 있도록 도와주는 방향으로 바뀌게 된다. 또한 정신적 긴장으로 갇힌 뇌와 장의 신경 에너지 흐름을 근육을 통해 발산시켜 줌으로써 몸 속의 에너지 균형을 회복하고 유지시켜 주는데도 운동이 필요하다.

다음은 당뇨 환자에게 신체적 활동이나 운동이 필요한 이유를 정리한 것이다.

- 혈액 속의 포도당이 근육 세포 속으로 흡수되어 혈당이 증가되는 것을 막아 준다.
- 인슐린 민감성을 증가시켜 혈당 조절이 잘 되게 만들어 준다.
- 적절한 체중을 유지하는데 도움을 준다.
- 근육량을 유지 또는 증가시켜 혈당 조절 및 혈액 순환에 도움을 준다.
- 심폐기능 및 뇌기능에 도움을 준다.
- 정신적 긴장이나 스트레스를 완화시켜 준다.

당뇨 환자에 좋은 운동

대부분의 당뇨 환자들은 몸을 움직이는 것을 싫어한다. 그렇지만 당뇨에서 빠져 나오기 위해서는 의무적으로 몸을 움직여야 한다. 당뇨 환자가 할 수 있는 운동에는 다음과 같은 것들이 있다.

심폐운동(유산소 운동)

산소를 많이 소비하는 운동으로 빠르게 걷기, 달리기(조깅), 자전거 타기, 수영 등이 있다. 전신 근육을 고루 사용할 수 있는 장점이 있으나 단조롭다는 단점도 가지고 있다. 매일 30분 이상 일주일에 5회 정도 하는 것이 좋다.

근력운동

근육에 부담을 주어 근육량을 증가시키는 운동으로 자신의 체중을 이용하여 특정 자세에서 버티기 운동을 하거나 덤벨을 사용하여 근육에 무게를 주는 웨이트 트레이닝 같은 것이 있다. 시간이 없는 사람들은 우선 사무실이나 가정에서 1시간에 5-10분 정도 시간을 내서 버티기 운동이나 웨이트 트레이닝을 하는 습관을 들이도록 해야 한다.

스트레칭 운동

근육의 길이를 늘려주는 동작을 통해 관절의 유연성을 높여주는 운동으로 깊은 호흡 운동과 함께 하면 정신적 스트레스를 완화시키는데도 도움을 준다. 대표적인 것이 기지개 펴기와 같은 동작이다. 앉은 자리에서 일어나서 또는 잠자기 전에 하면 좋고 낮에 중간 중간 짬을 내서 수시로 시행하면 좋다.

고강도 폭발적 간헐적 운동

이것은 상기 3가지 운동처럼 특정 운동 동작을 지칭하는 것이 아니라 운동을 하는 방법을 일컫는 말이다. 심폐운동이든 근력운동이든 같은 동작을 오랜 시간 반복하는 것보다는 짧게 하되 대신에 자신이 할 수 있는 최대한의 강도로 강하게 운동을 하고 쉬었다가 다시 하는 방법을 말한다. 30분 이상 단조롭게 운동하는 달리기 같은 심폐운동에 대비되는 개념으로 운동 효과를 극대화시키는 방법으로 새롭게 인정받고 있다. 심폐운동이나 근력운동 모두에 적용할 수 있다. 보통 7분 정도면 충분하다.(참고: 자세한 내용은 본인의 다른 저서인 **"심혈관질환의 예방 및 근본 치유법"** 제22장 양생 운동법에 자세히 나와 있다.)

운동을 처음 시작하는 사람은 간헐적 운동을 너무 무리해서 하지 말고 자신의 심폐 기능에 맞춰 천천히 하면서 그 강도를 점차 늘려가면서 하는 것이 바람직하다. 운동 시간도 1-2분 정도 운동하고 심폐기능이 충분히 회복되고 난 뒤에 다시 시작하는 방식으로 하여 몸에 무리가 가해지지 않도록 주의해야 한다. 가능한 전문가의 도움을 받아 시행할 것을 권장한다.

생활 속 운동

일상 생활에서 하는 활동을 통해 운동 효과를 내는 것이다. 예를 들어 차를 타지 않고 걸어 다니거나 자전거를 타는 것, 엘리베이터 대신 계단을 오르는 것, 남에게 사소한 일을 시키지 않고 가능한 직접 하는 것, 집안 청소를 직접 하는 것, 책상에서 1시간마다 일어나 기지개를 펴고 맨손 체조나 스트레칭을 하는 것, 의자에 앉아서 밀고 버티는 동작을 하는 것 등이 있다. 머리와 손가락만 사용하는 생활 태도를 버리고 정기적으로 시간을 내서 몸 전체의 근육을 사용하는 동작이나 움직임을 늘리는 생활 태도를 갖도록 노력해야 한다.

운동 전후 주의 사항

보통 당뇨 환자는 운동 후 저혈당 증세(팔다리가 떨리고 식은 땀이 나며 어지럽고 배고픔이 몰려오는 등의 증상들)로 큰 공포감을 느껴 운동을 두려워하는 경향을 가지고 있다. 이는 당뇨 환자에게 제대로 된 운동 지도를 하지 않았기 때문에 오는 현상으로 당뇨 환자는 운동 전에 운동을 하고 나서 혈당이 떨어질 수 있음을 미리 알고 사전에 복용하는 약이나 주사의 용량을 줄이거나 또는 이를 끊고 운동을 해야 한다. 그런데도 이런 내용을 모르고 운동을 하다 보니 저혈당을 경험하면서 크게 놀라 다시는 운동을 하지 않으려는 경향을 보이게 된다. 그러므로 운동 후 저혈당을 예방하기 위해서는 다음과 같은 주의가 필요하다.

- 운동 전에 복용 중인 당뇨 약 또는 인슐린 주사의 용량을 줄이거나 끊는다.
- 운동을 공복 시에 하지 말고 식후 1–2시간 후에 한다.
- 운동 도중에 힘이 들면 더 이상 무리하지 말고 운동을 중단하고 충분한 수분을 섭취한다.

- 주위에 언제든지 섭취할 수 있는 물과 당도가 낮은 채수, 육수 등을 준비해 놓는다.
- 가능한 혼자 운동 하지 말고 주변에 다른 사람이나 전문가와 함께 시행한다.

실제 운동 후 저혈당증을 일으키는 주된 요인으로 운동 그 자체보다는 운동 전에 복용하고 있던 혈당강하제나 인슐린의 작용이 더 큰 영향을 미치는 경우가 많다. 그러므로 운동하기 전에는 미리 당뇨 약을 먹지 않고 하는 것이 중요하다. 그러다 보니 운동을 규칙적으로 하는 사람은 바로 당뇨 약을 저절로 끊을 수 있게 된다. 이런 내용을 모르고 당뇨 약을 먹으면서 운동을 하다가 저혈당증에 빠져 화들짝 놀라 다시는 운동을 하지 않게 만드는 현행 주류의학의 운동 지도는 분명 잘못된 방법이라 생각한다.

게다가 여기에 식이요법까지 실천하도록 지도하면 당뇨 환자에서 약이나 주사를 사용할 필요성은 즉시 사라지게 된다. 내가 왜 당뇨에서 빠져 나오기 위해 제일 먼저 해야 할 일로 약과 주사를 끊어야 한다고 강조하는 까닭도 바로 여기에 있다.

따라서 당뇨 환자는 처음부터 무리해서 하는 운동보다는 가벼운 운동으로 시작하여 단계적으로 강도와 시간을 늘려가는 점진적 진행 방법을 택하는 것이 권장된다. 이 때 가장 중요하게 고려할 사항은 환자에게 당뇨 약을 계속 먹이기 위한 것이 아니라 그 반대로 당뇨 약을 끊고 혈당을 안정화시키며 인슐린 민감도를 증진시키고 각종 합병증 발생을 예방하기 위한 방향으로 운동 처방의 초점이 맞춰져야 한다는 점이다. 왜냐하면 당뇨 치료에서 약 처방과 운동 처방은 서로 대립적인 반비례 관계에 있기 때문에 약 처방을 하면 운동 처방을 줄일 수 밖에 없고, 반대로 운동 처방을 할 경우에는 약 처방을 줄이거나 끊어야 한다.(참고: 제8장에서 말한 **전체 당뇨 처방 = 식이 처방 + 운동 처방 + 약(주사) 처방 = 합이 1**이 되어야 한다.) 따라서 이런 자초지종을 알게 되면 왜 많은 의사들이 당뇨 환자들에게 약 처방을 권하고 식이 처방과 운동 처방을 은근히 무시하는 반응을 보이는지 그 이유를 쉽게 이해할 수 있을 것이다.

만약 약물이나 주사를 끊기 불안해 하는 사람은 보다 안전하게 운동을 하기 위해 운동 전후에 혈당을 체크해 보면서 그 날 운동량을 결정하는 것이 좋다. 혈당이 높을수록 더 많은 양의 운동을 해야 하고 혈당이 너무 많이 떨어지면 운동을 중단해야 한다. 보통 120mg/dL 이하에서는 언제든지 운동 후 저혈당증이 발생할 수 있다는 사실을 명심하고 있어야 한다.

운동은 식후 1시간이 지난 이후에 하는 것이 좋고 시간은 대략 30분 정도가 적당하다. 강도는 자신의 심장 박동수가 최대 심박수의 70-80%에 다다를 정도면 충분하다. 만약 이런 강도를 감당하기 힘든 사람은 이보다 낮은 강도로 운동을 한다. 여기서 낮은 강도라 함은 보통 옆 사람과 대화를 나눌 수 있을 정도로 하는 운동을 말한다.

당뇨병으로 사지 말초에 혈액 순환이 잘 안됨으로 인해 궤양이나 상처가 생기면 잘 낫지 않기 때문에 너무 꼭 끼는 신발보다는 넉넉한 신발을 신고 운동을 하는 것이 좋다.

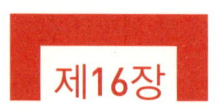

제16장
양생 수면 요법

　잠은 건강에 없어서는 안될 아주 소중한 요소다. 그래서 잠을 우습게 보거나 소홀히 하면 절대 안 된다. 이런 이유로 나는 양생 건강법의 주요 구성 요소로 언제나 수면을 계속 강조해 왔다. 이는 당뇨 치유에 있어서도 마찬가지다. (참고: 수면에 관한 자세한 내용은 본인의 다른 저서인 **"심혈관질환의 예방 및 근본치유법"**에 적혀있고 향후 이에 관한 새로운 단행본을 준비 중에 있다.)

　우리는 당뇨병 발생의 가장 주된 요인이 정제 탄수화물의 과다 섭취와 운동 부족인 것으로만 알고 있다. 그러나 이는 우리가 낮에 활동하고 있는 시간에만 초점을 맞췄기 때문에 그런 것이고 실제로 밤에 우리가 의식하지 못하는 가운데 몸에서 일어나는 생리 대사 과정까지 포함한다면 수면 부족이 당뇨 발생 과정에도 상당한 기여를 하고 있음을 알게 된다. 따라서 수면 부족이 당뇨 발생 및 그 진행에 기여하는 주요 숨은 요인이란 점을 우선 기억해 둘 필요가 있다.

밤에 충분한 수면을 취하지 못하면 몸에서 인슐린이란 호르몬에 반응하는 방식에 심각한 장애가 발생하게 된다. 이 말은 몸에서 인슐린 저항성이 발생하고 혈당이 비정상적으로 높아지는 방향으로 대사에 나쁜 영향을 미친다는 뜻이다. 그래서 체중이 증가하고 성장 호르몬의 분비 장애로 세포의 수리와 재생이 지연되고 당뇨병에 잘 걸리고 이미 당뇨가 있거나 다른 만성 질환을 가지고 있는 사람의 경우에 그것으로부터 빠져 나오기가 더욱 힘들어진다.

수면 부족이 인슐린 저항성 발생에 미치는 연구 결과를 살펴보자. 한 연구에서는 참가자들에게 하루 밤에 평균 4.5시간만 자게 하는 방식으로 4일간 수면을 충분하게 자지 못하도록 하였다. 그리고 나서 조사를 하였더니 실험에 참여하기 전보다 참가자들의 인슐린 민감도가 평균 16% 떨어진 사실을 발견하였다. 이는 지방 세포만의 인슐린 민감도로 따지면 약 30% 정도가 감소한 것에 해당된다고 한다. 그래서 참가자들의 인슐린 민감도가 단 4일 만에 비만이나 당뇨를 가지고 있는 사람들의 수준으로까지 떨어지는 것을 확인할 수 있었다. 게다가 이 연구의 책임자는 단지 4일 정도 잠을 충분하게 못 잤을 뿐인데 대사적으로는 10-20년 정도 더 빠르게 늙는 것과 비슷한 결과를 가져왔다고 말하고 있다. 이상에서 우리는 몸 속의 지방세포가 얼마나 잠을 필요로 하는지 충분히 가늠해 볼 수 있다. 이처럼 잠을 충분히 자지 못할 경우 우리 몸 속의 지방세포들은 대사적으로 완전 녹초가 되어 제 기능을 제대로 수행하지 못하게 된다. 그래서 우리는 수면 부족이 세포의 인슐린 민감도를 저해시키는 중요한 요인 중 하나라는 점을 분명히 알고 있어야 한다.

이번에는 수면 부족이 체중 증가에 어떤 영향을 미치는지 알아보자. 수면 부족은 뇌에 포만감 신호를 보내주는 렙틴이란 호르몬의 레벨을 저하시키고 배고픔의 신호를 보내주는 그렐린이란 호르몬의 분비를 증가시킨다. 한 연구에서 참가자들에게 단지 이틀 동안 하루 4시간씩 밖에 잠을 못 자게 한 뒤에 검사를 해 보니 렙틴이 18% 감소하고 그렐린은 28% 증가하는 것을 관찰하였다. 이런 식으로 호르몬들이 변화하게 되면 당연히 식욕 증가를 가져오게 된다. 게다가 수면 부족은 식탐을 증가시키는데 그것도 단 음식과 전분성 음식을 좋아하게 만드는 방향으로 식성 변화가 일어나게 유도한다. 그래서 수면 부족이 장기화 되면 체중이 증가할 수 밖에 없다.

수면 부족이 당분에 대한 탐닉증을 일으키는 이유는 뇌가 주로 포도당이란 연료를 많이 사용하기 때문에 그렇다고 쉽게 이해할 수 있다. 다시 말해 수면 부족이 발생하게 되면 뇌세포가 인슐린에 대한 적절한 반응력이 저하되어 뇌세포 속으로 포도당을 들어가게 만드는 인슐린의 작용이 떨어지게 되니까 뇌세포가 더 강력하게 당분을 요구하게 되는 것으로 해석할 수 있다. 그로 인해 잠을 충분히 못 잔 사람들은 자꾸 단 것을 좋아하는 습성을 갖게 된다. 따라서 수면 부족이 만성적으로 있게 되면 당분에 대한 탐닉증이 계속되어 체중 증가가 나타나는 길로 가게 된다.

게다가 수면 부족은 앞서 언급한 대로 인슐린 민감도를 저하시키면서 몸 속에 인슐린 레벨을 계속 증가시키는 효과를 일으키기 때문에 인슐린 작용으로 지방을 연료로 태우는 일은 중단되고 잉여 당분이 중성지방으로 전환되어 몸 속에 저장되는 일은 더 많이 일어나게 된다. 그러므로 수면 부족이 겉으로 드러나지는 않지만 정제 탄수화물의 섭취를 부축이면서 비만과 당뇨 발생에 숨은 조력자 역할을 하고 있음을 깨달아야 한다.

또한 수면 부족은 낮에 몸을 움직이는 활동을 거의 하지 않게 만드는 효과도 가지고 있다. 여러분도 하루 혹은 이틀 정도 잠을 제대로 못 자본 경험이 있을 것이다. 그런 경우 낮에 여러분 몸이 어떤 상태였는지 기억해 보라. 몸이 천근만근 무겁고 정신을 집중할 수 없으며 매사 짜증이 나는 등 정말로 괴로운 하루를 보낸 경험이 있을 것이다. 이런 상태에서 사지 근육을 움직이는 운동을 하는 사람은 거의 없다. 자꾸 눕고만 싶어 한다. 그러므로 운동이나 활동을 하지 않게 될 수 밖에 없다. 그래서 수면 부족은 몸 속 생리 대사 기전을 교란시켜 체중을 증가시키고 몸을 각종 염증과 감염에 취약한 상태로 변하게 만든다.

이런 이유로 나는 모든 환자들에게 잠을 충분히 자라고 항상 강조하고 있다. 심지어 아침에 눈을 뜨면서부터 그 날 저녁에 잠을 잘 잘 수 있기 위한 준비를 하라고 권하고 있다. 특히 당뇨와 같은 만성 질환을 앓고 있는 사람은 잠을 푹 자야만 한다. 만약 환자가 잠을 충분히 자지 못한다면 당뇨에서 빠져 나오기는커녕 혈당이 더욱 증가하고 당뇨 관리가 엉망으로 변하게 된다. 따라서 당뇨 관리 차원에서도 수면 관리가 매우 중요한 부분을 차지한다는 생각을 항상 잊지 말아야 한다. (참고: 수면 관리에 대한 자세한 내용은 본인의 다른 저서인 **"심혈관질환의 예방 및 근본치유법"** 제23장 양생 수면법에 적혀 있다.)

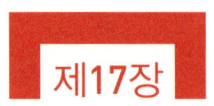

제17장

양생 스트레스 관리법:
긴장 완화 및 이완

　스트레스는 야생에서 호랑이와 같은 위험한 천적과 만나는 경우에만 생기는 것이 아니라 종종 실제로 위협적인 상황이 아닌데도 머리 속에서 미래에 대한 부정적인 생각을 갖게 될 때에도 얼마든지 발생할 수 있다. 아직 일어나지 않은 상황이지만 그것이 일어날 것에 대한 공포로 걱정하고 불안해 하기 때문에 몸이 그런 상황을 실제로 위험한 상황인 것처럼 받아들이고 있는 것이다. 이는 그 동안 축적된 여러 정보를 바탕으로 자신의 몸이 느끼는 반응이기 때문에 무조건 잘못되었다고 말할 수는 없다. 그렇지만 근심, 걱정, 불안감 같은 느낌을 지나치게 많이 갖는 것은 문제라고 할 수 있다. 왜냐하면 우리 몸은 이런 무형의 스트레스에 대해서도 똑같이

"싸울 것이냐 아니면 도망갈 것이냐(fight or flight)" 반응을 보이기 때문이다. 마치 숲에서 호랑이를 만났을 때처럼 말이다.

현대 사회에서는 이런 식의 정신적 스트레스가 신체적 스트레스에 비해 더욱 우세하게 많이 작용하고 있다. 문제는 이런 스트레스가 만성적으로 장기간에 걸쳐 작용하기 때문에 더 위험하다는데 있다. 왜냐하면 숲에서 호랑이를 만났을 때의 긴장된 스트레스는 길어야 1시간안에 끝나는 급성 스트레스이지만 이와 같은 근심, 걱정으로 인한 불안감은 오래도록 지속되는 만성 스트레스이기 때문에 몸에 더 큰 손상을 준다. 또한 수시로 반복되는 특성을 갖고 있기 때문에 몸이 많은 부담을 받을 수 밖에 없다. 마치 산에서 작은 눈덩이가 굴러 떨어지면서 점점 크기가 커지고 떨어지는 속도가 빨라지는 것처럼 만성적인 스트레스는 시간이 갈수록 그 사람의 몸에 점점 더 큰 피해를 입히게 된다. 예를 들어 큰 시험이나 과제 같은 것을 앞두고 있는 경우를 생각해 보자. 이를 준비하는 기간 동안에는 계속 긴장된 상태로 있게 되어 몸이 만성적인 스트레스를 받는 상황에 처하게 된다. 게다가 이런 상황이 반복해서 일어나게 되면 몸에서는 코티졸, 에피네프린, 노어에피네프린 같은 스트레스 호르몬들이 많이 생산되어 이들로 인해 큰 손상을 받게 된다. 특히 이런 손상은 혈관벽에서부터 시작된다고 말할 수 있다. 왜냐하면 스트레스 호르몬이 혈관을 수축시키고 맥박수를 증가시키며 혈액 순환과 자율신경계에 부담을 주기 때문이다.

몸은 이런 손상을 보상하기 위해 부교감신경을 자극해야 하는데 부교감신경을 자극하는 방법으로는 충분한 휴식과 수면, 그리고 손상된 부분을 수리하고 재생시키는데 필요한 건강한 음식의 섭취가 필요하다. 그런데 만약 잠을 충분히 못 자거나 휴식을 취하지 못할 경우 또는 몸이 필요로 하는 영양소를 적시에 적절하게 공급해 주지 못할 경우에는 스트레스로 인한 손상을 감당하지 못해 신체적으로 고장 난 신호가 하나 둘씩 나타나게 된다. 당뇨병도 바로 이런 반응의 결과 중 하나라고 볼 수 있다.

다음은 만성 스트레스가 일으키는 신체적 변화를 정리한 것이다.

- 혈압 증가
- 심장 및 혈액 순환에 부담(죽상동맥경화증 발생)
- 혈당 불안정(저혈당증, 당뇨)
- 불안
- 우울증
- 성기능 감퇴
- 생리 불순 및 불임
- 잦은 감기 및 감염
- 불면증과 피로감
- 정신 집중이 안됨
- 기억력 저하
- 소화기관의 기능저하 문제(소화불량, 섭식 장애)
- 장내세균 이상증
- 기타

우리 몸 속에서 부교감신경은 뇌와 장을 연결하는 역할을 담당하고 있다. 따라서 스트레스를 받게 되면 뇌는 장에 스트레스에 대응할 조치를 취하라는 신호를 보낸다. 그래서 장이 음식을 섭취할 준비 태세를 갖추게 되는 것이다. 특히 만성적인 스트레스를 받는 상황에서는 음식을 섭취하여 몸에 필요한 영양분을 공급해 줌으로써 장이 뇌의 불균형을 지원하는 양상을 갖춰 주어야만 건강을 유지할 수 있다.

그러나 이 때 잘못하여 몸에 필요한 영양분 대신에 쓸데없는 빈 칼로리만 공급해주게 되면 소화기관 내의 환경이 나빠져서 위장관은 물론 췌장의 기능에도 손상을 주게 된다. 특히 설탕, 알코올, 카페인과 같은 자극성 식품으로 뇌의 보상 중추만을 자극하여 일시적인 보상 반응만을 끌어내려고 하다 보면 자신도 모르게 그것에 중독되는 덫에 걸리게 된다. 그래서 점점 더 많은 스트레스 호르몬이 요구되는 열악한 환경 속으로 빠져들어 부신 피로에 빠지게 될 수 있다.

스트레스 호르몬은 교감신경과 연결되어 있기 때문에 소화 효소의 분비와 인슐린과 같은 대사 호르몬의 작용을 방해하는 특징을 가지고 있다. 그래서 다음과 같은 생리적 변화를 일으켜 당뇨 및 대사장애 발생에 기여한다.

- 장(위장, 소장, 췌장)으로 가는 혈액 및 산소 공급을 감소시킨다.(최대 4배 정도 감소)
- 장에서 생산되는 각종 효소의 작용을 감소시킨다(최대 20,000배 정도 감소)
- 장 속에서 영양 흡수를 저해시킨다.

스트레스 호르몬이 많이 분비되는 상황에서 자극적인 음식을 통해 보상작용을 얻으려고 하면 자연히 설탕과 같은 정제 탄수화물들을 많이 섭취하게 되어 인슐린 분비를 증가시키게 된다. 그래서 시간이 흐르면 인슐린 저항성이 발생하고 혈당이 증가하면서 당뇨병도 생겨나게 된다.

또한 스트레스는 면역시스템의 기능을 약화시키는 작용을 하는 것으로도 이미 잘 알려져 있다. 그래서 몸 속에 염증 레벨이 증가하고 바이러스나 세균 같은 감염증이 자주 발생하게 된다. 췌장도 이런 염증에 언제든지 희생 당할 수 있기 때문에 이 점 역시 스트레스가 당뇨를 일으키는데 기여하는 한 가지 요인으로 생각해 볼 수 있다.

이처럼 스트레스는 비만, 인슐린 저항성, 당뇨 등이 발생하는데 은밀히 숨어서 기여하는 중요 요인이기 때문에 스트레스를 잘 관리하여 그것이 몸에 해로운 손상 효과를 남기지 않고 바람처럼 지나가 버릴 수 있도록 항상 현명한 판단과 결정을 내려야만 한다.

스트레스에 현명하게 대처하는 법에 대해서는 본인의 다른 저서인 **"심혈관질환의 예방 및 근본치유법"** 제21장 양생 스트레스관리법에 자세히 적어 놓았다.

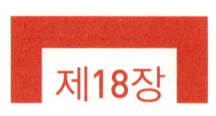

양생 사고법: 긍정적 사고

　질병 모델과 건강 모델은 하나의 스펙트럼 위에 존재한다. 이 두 가지는 어느 쪽을 바라보고 서 있느냐 하는 시선 또는 방향성의 차이일 뿐 본질이 다른 것은 아니다. 질병 모델은 점점 더 약해져 가는 방향만 바라보기 때문에 그런 것이고 건강 모델은 점점 더 강해지는 것에 집중할 때 형성되는 이미지다. 그러다 보니 질병 모델에서는 질병의 발생 여부를 확인하고 더 이상 나빠지지 않게 막는데 주력하게 된다. 반면 건강 모델에서는 완벽함을 달성하기 위해 적극적으로 더 높은 추상적 목표에 다가가려고 애쓰게 된다. 그러므로 질병 모델은 통증, 불편함 같은 것을 막으려는 수동적 방어에 우선적인 목표를 두게 되지만 건강 모델은 천장도 없는

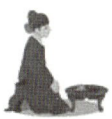
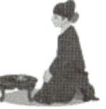

그림1 질병 모델과 건강 모델의 차이는 방향성의 차이다.

최고점을 향해 자꾸 더 오르려는 적극적인 자조 정신에 기반을 두게 된다. 그래서 질병 모델에서는 끝이 있지만 건강 모델에는 종착점이 없다.

당연히 양생의학에서 추구하는 모델은 후자의 건강 모델이다. 최고의 질병 예방은 꾸준한 건강 추구라는 관점에서 오늘보다는 내일 더 건강해 질 수 있다는 자신감으로 목표를 향해 오르고 또 오르는 일을 하는 것을 가장 최고의 덕으로 생각하고 있는 것이다.

어느 모델에서나 긍정적인 사고는 추구하는 목표를 달성하는데 많은 도움을 준다. 당뇨병에서 혈당 관리를 통해 합병증이 오지 않게 관리하기 위해서도 긍정적인 마음과 자세가 필요하다. 그러나 질병 모델인 경우에는 그 목표를 달성하기 위해 약과 검사에 의존하려는 마음을 갖게 만든다. 약, 검사, 수술 등을 사용하여 더 이상 나빠지지 않게 한다는 생각이 바로 질병 모델에서는 긍정적인 생각인 것이다. 그러나 건강 모델에의 긍정적인 생각은 이와 다르다. 건강을 위해 열심히 노력하고 있기 때문에 약, 검사, 수술 없이도 얼마든지 당뇨에 걸리지도 않고 당뇨로부터도 벗어날 수 있을 것이라는 생각을 하게 만드는 것이 바로 그런 차이라고 할 수 있다.

내가 환자들에게 긍정적인 생각을 가져야 한다고 말하는 것은 바로 이런 건강 모델에서의 긍정적인 생각을 말하는 것이다. 많은 당뇨 환자들을 접해 보면 그들은 내가 말하는 것과는 달리 질병 모델에서 강조하는 긍정적인 생각을 가지고 있다. 그래서 약을 잘 먹고 꾸준히 검사를 해서 혈당을 잘 관리하면 더 이상 악화되는 일은 일어나지 않을 것이란 희망을 가지고 있다. 그러나 시간이 갈수록 실상은 전혀 그렇지 않은 방향으로 흘러가게 된다. 질병 모델에 사로잡혀 있는 사람들은 당뇨병의 특성상 약과 검사, 수술로는 그것을 이겨낼 수가 없기 때문에 처음에 가졌던 긍정적인 마음을 끝까지 유지해 나갈 수 없게 된다. 그래서 나중에는 실망과 더불어 우울, 자포자기에 빠지는 사람들이 많이 생기게 된다.

반면 내가 당뇨 환자들에게 권하는 건강 모델에서의 긍정적인 생각은 이와 다르다. 약을 먹지 않고 검사를 하지 않아도 자신의 혈당이 정상을 유지하고 있을 것이라는 굳은 믿음을 갖고 행동하는 태도를 만들어 낸다. 그래서 약을 먹지 않고 검사를 하지 않아도 불안하거나 두렵지 않고 매일 당뇨로부터 벗어나 더욱 더 건강해지는 **'양생의 길'**을 가고 있다는 확신을 갖게 만들어 준다.

이 길은 그 동안 많은 당뇨 환자들이 들어보지 못한 새로운 길이라서 처음에 많은 환자들이 이 길로 들어서는 것에 대해 많은 두려움과 망설임을 갖고 있다. 그렇지만 이 길은 이미 많은 사람들이 걸어간 길이고 현재도 많은 사람들이 새롭게 걷기 시작한 길이다. 오직 아직도 망설이고 있는 여러분만이 들어서지 못한 길일 뿐 다른 사람들은 그 길로 들어서서 더욱 더 건강한 삶을 살고 있는 길이다.

그러므로 나는 여러분에게 내가 이 책에서 제시하는 방법에 대해 건강 모델의 관점에서 긍정적인 생각으로 받아들여주길 간청하고자 한다. 긍정적인 태도를 갖고 모든 일에 임하게 되면 스트레스를 덜 받고 하고자 하는 일도 잘 된다. 이런 경우 결과보다는 과정에 충실하기 때문에 항상 더 많은 보상을 받는 느낌을 갖게 된다. 그래서 이런 측면에서 사람의 심리를 다루는 긍정적 심리학 분야를 나는 좋아한다. 내 앞에 놓인 유리잔에 물이 항상 반만 차 있다고 가정하고 이를 채우기 위해 부단히 노력하는 자신의 모습을 그 유리잔을 통해 발견하게 될 때 그것이 얼마나 행복하고 뿌듯한 느낌을 전해 주는지는 그것을 경험해 보지 못한 사람은 도저히 알 수가 없는 그런 최고의 느낌이다. 아마도 여러분이 세상에서 느낄 수 있는 가장 큰 행복 중의 하나가 아닐까 생각한다.

많은 사람들이 행복해지고 싶어한다. 그러나 행복은 어떤 때 느낄 수 있는가? 아이러니하게도 자신에게 불행한 것이 없다고 느낄 때 행복을 느끼는 사람들이 많다. 그렇다면 행복도 하나의 스펙트럼 상에서 자신이 행복을 향해 집중하고 전진하면서 반대쪽 불행을 바라볼 때 문득 느껴지는 그런 느낌이 아닐까 생각된다. 그러므로 여러분도 긍정적인 사고와 정신으로 어느 일에 집중하다 보면 자연스레 행복이란 선물을 얻을 수 있게 된다. 마찬가지로 당뇨병 환자들이 당뇨 약을 먹고 매일 손가락을 찔러 혈당 검사를 하고 하는 것보다 건강한 식생활습관을 통해 활력을 찾고 약과 검사를 하지 않아도 되는 기쁨을 느끼게 되면 자신이 무척 행복하다는 생각을 하게 될 것이다.

심리학 연구 논문에서 사는 지역, 돈의 많고 적음, 나이, 성별, 인종, 교육 정도 등은 행복과 전혀 관련이 없는 항목이고 낙관적인 사고방식, 자존감, 자신이 인생을 좌우하고 있다는 느낌, 아주 강한 대인관계성, 건강과 신체적 자신감, 감사하는 마음 등이 행복을 가져다 주는 핵심 요인에 해당된다고 강조하는 것을 본 적이 있다. 그러므로 여러분도 자신의 인생에서 행복을 찾기 위해서는 이런 점에 더 많은 신경을 써야 한다. 이런 일에 신경을 쓰다 보면 행복은 저절로 선물로 얻어지는 것이라는 점을 깨닫게 될 것이다.

특히 나는 많은 당뇨 환자들에게 낙관적인 생각을 갖고 신체적 건강에 집중하라고 늘 말해주고 있다. 여러분이 어제 오늘 당뇨라고 내일도 당뇨 환자일 필요는 없다. 내가 이 책에서 말하는 내용을 믿고 **'양생의 길'** 로 들어서게 되면 여러분은 조만간 건강을 장악하는 건강 자유인이 될 것이다. 이를 위해 여러분에게 꼭 필요한 것은

첫째, 이 책에 적힌 내 말을 믿고 따르는 것이고

둘째, 모든 성공하는 사람들처럼 참고 인내하는 불굴의 의지를

가질 필요가 있으며

셋째, 항상 자신이 처해 있는 환경에 감사할 줄 아는 마음을 가져야 한다는 점이다.

특히 마지막에 말한 감사하는 마음을 갖는 것이 얼마나 중요한지 여부는 한 심리학 연구 결과를 보면 확실히 알 수 있다. 그 연구에서는 사람이 오래도록 건강하게 행복한 삶을 영위하는데 있어서 가장 중요한 것을 중요도 순으로 나열해 놓고 있다. 그 사람의 성격, 태도, 식생활 요인들, 생활스타일의 요인들을 모두 종합적으로 고려하였을 때 장수하고 행복한 삶을 사는데 가장 크게 기여하는 제일 중요한 요소가 바로 그 사람이 감사를 표현할 줄 아는 능력을 얼마나 많이 가지고 있느냐 하는 사실이란 점을 분명하게 밝히고 있는 것이다. 실제로 내가 아는 사람들 중에서도 오래 사는 사람들을 보면 모두가 매우 점잖고 너그러운 인격을 가지고 있으며 그 나이에도 남에게 감사를 잘 표현하는 사람들임을 알 수가 있다. 나도 과연 그들처럼 저 나이가 되었을 때 저런 기품과 인격 그리고 겸손하면서도 자존감 넘치는 인상을 풍길 수 있을지 조용히 반성해 본다. 그래서 그 사람이 살아온 인생과 가치관이 그 사람의 얼굴을 만든다는 말이 딱 맞는 말인 것 같다고 생각한다. 여러분도 이런 점을 잘 고려하여 내 말을 명심해주길 바란다. 여러분이 주변 누군가에게 감사하고 긍정적으로 그런 감사를 받을 만한 사람을 인정해주는 태도를 보이게 되면 어느새 여러분 몸 속에서 당뇨는 떠나고 그 자리에 뿌듯한 행복감과 더 많은 고마움이 들어차 있음을 경험하게 될 것이다. 그래서 몸은 날아갈 듯 상쾌해지고 마음은 한결 여유로워지게 될 것이라 믿는다. 반대로 여러분이 주변 사람들에게 짜증과 투정을 부리게 되면 그 만큼 여러분은 더욱 더 고통스런 환경 속에 머물게 된다.

그러므로 지금까지 당뇨로 몸과 마음 고생을 많이 해온 사람들이라 할지라도 이제부터 긍정적인 생각을 갖고 주변 사람들에게 감사하고 자신의 자존감을 키워나간다면 당뇨에서 빠져 나오는데 큰 도움을 얻을 수 있게 된다. 그것은 누구를 위한 것도 아니고 오로지 자기 자신을 위한 길이므로 스스로 노력하여 자축할 준비를 하는 것과 같다. 이 과정에서 여러분이 자신을 도와주는 주변 사람들에게 감사까지 표현할 줄 안다면 여러분은 더 이상 자신의 인생에서 낙오자 또는 건포자(건강을 포기한 사람)가 되지 않고 건강 자유인 또는 인생의 승리자가 될 수 있을 것이라 굳게 믿는다.

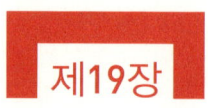

제19장

미세순환 장애를 극복하기 위한 방법들

여기서는 당뇨 합병증을 예방하고 건강을 지키기 위한 그 밖의 방법들을 살펴보기로 한다. 이 점에 대해서는 본인의 다른 저서인 **"심혈관질환의 예방 및 근본치유법"**에 자세히 나와 있기 때문에 이를 함께 참조하여 주길 바란다.

생산화 요법

생산화 요법이란 산소, 오존, 자외선, 광양자(biophoton) 같은 생물학적 산화제를 이용하여 몸 속에서 에너지 생산을 증대시키고 각종 생리적 대사 기능을 활성화시켜 몸의 균형을 회복하게 만드는 치료법을 말한다. 고압산소치료, 오존치료, 광양자 치료 같은 것들이 이에 속한다고 할 수 있다.

　대부분의 질병은 자유기가 과도하게 생성되어 산화적 스트레스를 주기 때문에 조직이나 세포 레벨에서 손상이 일어나 발생하는 것으로 알려져 있다. 당뇨에서도 이런 기전이 질병 발생 시초에서부터 합병증 형성에 이르기까지 전 과정에 관여하고 있다. 이처럼 비록 산화 스트레스가 질병 발생에 기여하고 있는 것은 사실이지만 산화는 에너지를 생산하는데 없어서는 안될 중요한 본연의 역할을 지니고 있다. 그러므로 산화 작용 자체가 몸에서 저하되는 것은 산화 스트레스가 초래하는 부작용보다도 더 위험하고 더 큰 퇴행과 노화의 요인이 될 수 있다. 이런 이유로 몸에서 효율적인 산화 작용의 불길이 다시 타오를 수 있도록 도와주는 것이 필요하다. 이것이 바로 생산화 요법이 각종 퇴행성 질환에서 효과를 발휘하는 주된 이유이다.

　생산화 요법을 사용하면 몸 속에서 꺼져가는 산소이용률을 증진시킬 수 있을 뿐 아니라 산화작용의 부작용을 막는 항산화 효소시스템의 활성을 자극하여 이를 다시 효율적인 방향으로 회생시킬 수 있다. 당뇨 및 다른 만성 질환에서 아무리 식이요법과 운동요법을 기본으로 열심히 한다고 해도 생활 속 스트레스로부터 만성적으로 발생되는 산화 스트레스를 완전히 없앨 수 없기 때문에 이에 대응하여 영양제의 보충만으로 쇠퇴해 가는 체내 항산화 효소시스템의 방어 기능을 마냥 지탱해 줄 수 없는 것이다. 특히 당뇨 환자처럼 탄수화물 연료를 많이 그리고 오래도록 사용해온 사람의 경우에는 그것으로 인해 활성산소가 많이 발생하여 미토콘드리아 기능이 많이 저하되어 있는 상태다.

이런 상황에서 생산화 요법을 통해 이른바 '긍정적 산화' 및 '유효한 산소 공급'을 유도시켜 몸을 자극하게 되면 에너지 생산이 늘어나 여러 생화학적 면역학적 경로들이 다시 활성화 되기 시작한다. 마치 훈련을 통해 미숙한 신참병을 강인한 전사로 만드는 것과 같은 이치라고 생각하면 된다.(참고: 이를 **호르메시스 이론**으로 설명할 수 있다.) 이 과정에서 과산화수소 같은 반응성 산소종(ROS)과 지질과산화물(LOPs)들이 메신저 역할을 하여 침체된 항산화 효소 시스템을 복원시키고 혈관내피세포들로 하여금 더 많은 산화질소(NO)를 생산하게 만들어 혈액 순환을 개선시켜 당뇨 합병증이 발생하는 것을 막아주는 역할을 하게 만드는 것이 생산화 요법이다. 이를 통해 췌장에서 인슐린 분비가 증가하고 세포막에서는 인슐린 민감도가 증가하게 되는 효과도 끌어낼 수 있다.

나의 경험에 의하면 당뇨 환자에서 생산화 요법 전후로 혈당이 무려 50-100mg/dL 이상 떨어지는 일을 자주 목격할 수 있었다. 이는 그만큼 생산화 요법이 에너지 생산과 인슐린 민감도를 일시적으로 증진시켜 주고 있음을 입증해 주는 확실한 소견으로 당뇨 환자에게 필수적인 식이요법과 운동요법을 보조하는 효과적인 보조 수단으로 이를 꾸준하게 시행할 필요가 있다고 생각한다. 특히 미세순환의 장애로 발생하는 당뇨 합병증을 사전에 예방하는 차원에서 생산화 요법은 매우 중요한 의미를 지닌다고 생각한다. 지금까지 어떤 당뇨 약이나 주사도 혈당만을 낮춰주는 작용을 할 뿐 혈관벽을 보호하여 미세순환을 개선시켜주는 역할을 하는 것은 없었다. 이런 점에서 생산화 요법은 당뇨 및 심혈관질환의 예방 및 치료에 있어 매우 중요한 역할을 하고 있는 셈이다.

또한 생산화 요법은 당뇨 합병증으로 고생하고 있는 환자들에게 그것으로부터 빠져 나오게 할 때에도 반드시 사용해야 하는 효과적인 방법임을 알아야 한다.

EDTA 킬레이션 + IV 영양 요법

당뇨 환자의 경우 대사장애와 혈액 순환장애로 몸에 만성 염증이 기본적으로 깔려 있다. 여기에 정신적 스트레스가 추가될 경우에는 면역력이 약화되어 잦은 감염으로 고생하는 경우가 흔하다. 그래서 감기에 걸려도 잘 낫지 않고 오래 끄는 경우가 빈번하다. 그만큼 자유기 발생으로 인해 세포에 손상이 많이 가해지고 있는 상황이며 각종 염증불을 확실하게 소화시킬 제대로 된 방어력이 저하되어 있는 상태임을 알 수가 있다.

이럴 때 EDTA, 비타민 C, 멀티미네랄을 혼합한 영양 보충 요법을 실시하면 침체된 대사 과정에 활력을 불어넣고 여러 신체 방어력을 회복시킬 수 있다. 그 결과 대사장애 및 혈액 순환장애를 개선시키는 놀라운 효과를 가져오기 때문에 이 방법은 당뇨 환자들에게 많은 도움을 준다. 특히 당뇨가 진행된 경우에 더욱 뚜렷한 효과를 경험해 볼 수 있다. 그러므로 당뇨 합병증을 예방하거나 또는 기존의 합병증이 더 악화되지 않고 이를 역전시키고자 할 때 꼭 필요한 방법으로 적극 추천하지 않을 수 없다.

EDTA 킬레이션이란 EDTA라는 합성 아미노산을 사용하여 칼슘이나 납 같은 중금속을 제거해내는 방법이다. EDTA킬레이션의 효과는 다음 3가지로 요약된다.

- 중금속의 제거
- 심혈관계의 혈류 개선(플레이크 분해 효과)
- 항산화 효과

IV 영양 요법은 정맥 주사를 통해 고단위 비타민 C와 충분한 양의 미네랄, 항산화제를 보충해 주는 방법이다. 비타민 C는 항산화 작용은 물론 모세혈관벽을 튼튼하게 만들어 주어 미세순환 레벨에서 혈관 손상이 일어나는 것을 막아준다. 마그네슘, 포태슘, 아연, 크롬 등의 미네랄은 각종 대사 효소들의 작용을 도와 에너지 생산과 흐름을 개선시켜 준다. 알파리포산, 글루타치온 같은 항산화제 역시 당뇨 합병증의 발생을 막아주고 일상 생활 속에서 에너지 레벨을 증진시켜 주는 작용을 한다. 그러므로 이들을 적절하게 혼합하여 정맥 주사로 주입하여 주면 당뇨 환자의 대사장애와 혈액 순환장애를 개선하는데 많은 도움을 줄 수 있다.

다만 이 방법은 병원을 방문하여 정맥 주사를 맞아야 한다는 단점을 가지고 있다. 그러므로 미리 식이요법, 운동요법, 생활습관 개선 방법을 열심히 실천하면 이런 주사까지 맞으러 병원에 갈 필요는 없어진다. 그런데도 많은 당뇨 환자들이 기본적인 방법들을 무시하고 병원에 가서 주사만 맞고 병을 고치려는 태도를 보이고는 물리적 신호를 받았을 때에도 같은 변화를 일으킬 수 있다는 점을 입증하는 사실로 매우 중요한 발견이라 할 수 있다. 그래서 우리가 지금까지 생명 현상을 화학적 기반으로만 해석하고 조절해 왔던 것과는 대조적으로 물리적 기반으로도 얼마든지 이를 조절할 수 있는 근거를 마련하게 되었다는 점에서 대단히 중요한 발전이라고 생각한다. 다만 그 효과가 나타나기 까지 화학적 기전에 비해 시간이 더 많이 걸린다는 단점이 있어 실용적 측면에서 다소 제약을 받고 있다.

물론 지금까지 생명 현상을 이와 같은 물리적인 방법으로 조절하고자 하는 노력이 없었던 것은 아니다. 과거에도 기공 치료, 침 치료, 자석 치료, 빛 치료, 소리 치료 등이 있어 왔다. 최근에는 통증을 조절하기 위한 저주파 통증 치료, 초음파 치료, 자기장 치료 등이 개발되어 임상에서 두루 사용돼 오고 있다. 그러나 이들은 우선 세포 고유의 주파수를 맞춰주지 않은데다 세포의 증식을 유도시키는 전류가 아니라 오히려 세포에 손상을 입히는 강한 손상 전류를 사용하고 있다는데 문제가 있다. 그래서 단지 염증으로 인한 통증이나 부종을 완화시키는 역할만 하거나 또는 영상학적 진단 분야에서 그 효과를 발휘하고 있을 뿐이다.

그러나 내가 여기서 말하는 미세전류 치료는 각 세포에 맞는 재생 증식 전류를 찾아 이를 공급해 줌으로써 세포로 하여금 스스로 자신의 생명력을 되찾을 수 있게 도와주는 작업에 그 초점을 맞추고 있다. 따라서 단순히 통증이나 염증을 억제시키는 것이 아니라 세포가 스스로 에너지를 얻어 수리되고 재생되게 만들어 염증이란 있다. 내 생각으로는 이런 태도는 절대로 당뇨에서 빠져 나오지 않겠다는 태도와 같다. 그런 사람들에게 이런 방법들은 마지막 회생의 기회로 제공되는 방법이란 점을 확실하게 각인시켜 주고 싶다.

이 방법은 자신의 담당 의사와 상의하여 시행해야 되므로 항상 자신의 주치의와 긴밀한 협조 관계를 형성해 놓는 것이 필요하다.

마이크로 전류 치료

인체에는 생체 전류가 존재한다. 이것은 살아있는 세포들이 생산해 내는 것으로 세포막을 사이로 전위차를 만들고 전자를 띤 이온들을 서로 교환함으로써 각종 신호를 전달하고 주변 환경 상태를 생존에 적합한 상태로 유지시켜 주는 일을 한다. 그래서 각 조직과 세포마다 전류 흐름에 대한 임피던스 값이 다르고 그에 상응하여 발생하는 전류의 모양과 주파수도 달라진다.

그러므로 세포에 해당 세포 고유의 주파수에 맞는 아주 약한 전류를 흘려줌으로써 이 전류가 세포와 공명을 일으켜 성장과 증식을 유도하는 신호로 작용하도록 만들 수 있다. 이를 좀 더 자세히 설명하면 각 세포마다 성장과 증식을 유발시키는 고유의 주파수와 진폭을 가진 전류가 있는데 이를 증식 전류라고 부른다. 만약 세포가 자신에게 맞는 증식 전류를 공급받게 되면 해당 세포는 다시 성장을 위한 기지개를 펼 수 있다. 마치 성장 호르몬이 수용체와 결합하여 세포에 성장 신호를 보내는 것처럼 말이다. 이는 세포가 꼭 화학적 신호만 받아서 성장하고 작동하는 것이 아니라 자신과 맞로 생각은 항상 상대적이라는 사실을 명심하고 이를 잘 이용할 줄 아는 지혜를 발휘할 필요가 있다고 생각한다. 이 세상에는 효과가 빠른 방법이 필요할 때가 있고 오히려 느리게 효과를 나타내는 것이 필요한 때도 있다는 것을 여러분도 빨리 깨닫게 되길 바란다.

자기장 치료의 효과를 이해하기 위해서는 우선 지구 자기장에 대해 알고 있어야 한다. 일반적으로 우리가 살고 있는 지구 행성에는 중력과 지구자기력 두 가지 물리 현상이 작용하고 있다. 먼저 중력은 공 모양으로 된 지구가 주변의 물체들을 중심부로 끌어 당기는 힘을 망한다. 이런 중력에는 질량을 가진 물체와 물체 사이에 작용하는 만유인력과 지구가 자전함으로써 생겨나는 지구 원심력 두 가지가 관여하고 있다. 그래서 이 두 가지를 합친 것을 중력이라고 부르는 것이다.

많은 사람들이 중력에 대해서는 어느 정도 이해하고 있는 듯하다. 그러나 지구가 하나의 거대한 자석 덩어리로 그 주변에 자기력을 형성하고 있으며 인간을 포함하여 각종 동식물들이 그런 자기장 속에서 살고 있다는 사실은 잘 인식하지 못하고 있는 것 같다. 지구가 자석이라는 것을 알기 위해서는 가장 손쉬운 방법이 나침반을 사용하여 그 바늘이 움직이는 것을 지켜보면 된다. 지구의 북쪽이 자석으로는 S극이고, 남쪽이 N극이기 때문에 나침반의 N극이 북쪽을, S극이 남쪽을 가리키게 되는 것이다. 그래서 지구라는 구형 모양의 자석 주변에는 자력이 흐르는 자기장이 형성되게 된다. 이를 환경 자기장이라고 부르는데 우리는 모두 이런 지구의 환경 자기장 속에서 살고 있다. 지구가 지금부터 약 45억년 전쯤에 비자연적 환경을 극복하도록 도와주는 자발적 재생 또는 회복 프로그램이라 할 수 있다.

이런 개념의 마이크로 전류 치료가 특히 효력을 발휘하는 분야가 바로 미세순환장애로 기능을 상실한 당뇨 합병증 분야라고 할 수 있다. 현재 당뇨병성 망막질환이나 말초 순환장애로 족부 궤양이나 상처가 발생한 경우 특별한 치료 방법이 없는 상태이다. 그렇지만 이런 경우에 미세전류 치료를 적용하면 아주 놀라운 재생 치료 효과를 얻을 수 있다. 그래서 나는 당뇨병성 망막질환이나 족부 궤양 환자들에게 이 방법을 적극적으로 사용하고 있다.

자기장 치료

자기장 치료는 인간의 몸에 외부에서 인공적인 방법으로 자력을 적용하여 세포 기능을 활성화시키는 에너지 치료 방법이다. 문제는 자기장 치료가 세포 변화를 통해 그 효과를 나타내기까지 일정한 시간이 필요하기 때문에 꾸준히 치료를 해야 한다는 단점을 가지고 있다. 그래서 현대 주류의학은 이 방법을 별로 좋아하지 않는다. 좋아하지 않는 정도가 아니라 아예 인정하려 하지 않고 있다. 의사들은 이보다 더 빠르게 효과를 나타내는 약과 수술이 있는데 이런 방법을 사용하는 것은 무책임한 돌팔이 짓이라고 비난하고 있다. 그렇지만 내 생각은 다르다. 비록 자기장 치료가 효과를 나타내기까지 상당한 시간이 걸리지만 몸에 해가 되는 약이나 수술을 사용하지 않기 때문에 오히려 장점이 된다고 생각한다. 그러므

생겨났고 인류는 약 2-3백만년 전쯤에 등장하였기 때문에 인류는 자기장이 형성된 곳에서 탄생하였고 그 곳에서 생활해 왔다고 보아야 한다.

그래서 만약 이런 환경 자기장에 있어 변화가 일어나면 그것은 인간이나 다른 동식물들의 생태에도 어떤 식으로든 영향을 미친다고 보는 것이 타당하다. 지구 물리학은 이런 지구 자기장의 변화를 통해 지구 전체에 어떤 변화가 일어나고 있는지를 연구하는 학문이다. 한편, 의학에서는 이런 자기장의 변화가 생명 활동에 미치는 영향을 연구하고 이를 활용하여 생명체의 기능을 최적화시키는 방법을 찾아내는 연구를 하게 된다. 그래서 의학 분야에서 이런 부분을 연구하는 학문을 양자 에너지 의학 내의 자기장 의학이라고 부른다.

물리학자들의 말에 따르면 지구 자기장은 약 40만년에 한 번씩 남과 북이 역전되는 주기를 가지고 있다고 한다. 다시 말해 우리가 현재 사용하는 나침반 바늘의 방향이 40만년이란 주기로 반대 방향으로 바뀌게 된다는 것이다. 이를 지자기의 역전 현상이라고 부르는데 이런 시기가 되면 생물체에도 돌연변이가 일어나 소멸과 탄생과 같은 큰 변화가 일어나게 된다고 설명하고 있다.

아무튼 이런 전문가의 말을 통해 우리가 알 수 있는 점은 지구상에서 지자기가 일정 상태로 머물러 있지 않고 조금씩 변하고 있다는 사실이다. 이를 자연적인 지자기 변화라고 하는데 물리학자들의 말에 의하면 현재 지자기력이 과거에 비해 많이 약화된 상태라고 한다. 여기에 우리 인간들에 의해 인위적으로 지구 자기장을 변화시키는 일들이 지구상에서 추가로 많이 벌어지고 있다. 그것은 다시 다음과 같이 두 가지 방향으로 일어나고 있다고 구분해 볼 수 있다. 하나는 인간들이 철근과 철골로 콘크리트 집과 큰 건물들을 지으면서 지구 자기장을 차단시키는 행위다. 그러므로 이런 집이나 건물 속에서 생활하다 보면 지구 자기장이 차단되어 인체 속까지 거의 들어오지 못하게 된다. 그래서 몸 속 세포들이 자기장 또는 자기 에너지를 받지 못하게 됨으로써 세포의 기능이 저하되거나 또는 손상된 세포가 재생되는데 많은 지장을 받게 된다. 다른 하나는 이와 반대로 거대한 전기 송전선을 설치하여 그 주변에 지구 자기장과는 다른 높은 주파수의 강력한 유해 자기장을 인위적으로 형성해 놓음으로써 인체 건강에 해를 끼치는 경우다. 후자의 경우에는 과도한 자기장으로부터 벗어나는 것 자체가 치료이기 때문에 따로 자기장 치료가 필요하지 않고 오히려 이를 회피하는 것이 치료 방법이라 할 수 있다. 그러나 전자의 경우에는 부족한 자기 에너지를 인체에 공급해 줌으로써 세포의 기능을 되살리고 손상된 부위를 수리하고 재생할 때 많은 도움을 얻을 수 있기 때문에 자기장 치료의 대상이 된다.

그러므로 자기장 치료는 주로 만성적인 통증 치료나 근육 긴장, 피곤함, 순환 장애 등을 개선하는데 주로 사용된다. 그리고 단기적인 효과보다 장기적인 재생 목적의 일환으로 사용하게 된다. 당뇨 환자 역시 만성 대사 및 순환 장애로 각종 신경통과 근육통을 호소하고 있는 경우가 많다. 이런 사람들의 증상을 호전시켜 주고 세포가 다시 재생할 수 있도록 도와주기 위해서는 자기장 치료를 장기적인 계획의 일환으로 사용해 보는 것이 필요하다고 생각한다. 그래서 나는 당뇨병과 같은 만성질환자들에게 자기장 치료를 적극 권장하고 있다.

앞서 말했듯이 자기장 치료는 약처럼 효과가 빨리 나타나는 치료가 아니다. 대신에 약처럼 증상만을 없애주는 치료가 아니라 세포가 다시 수리되고 재생되는 것을 돕는 근본적 치료 방법에 해당된다. 비록 그 효과는 늦게 나타나더라도 문제를 훨씬 근본적으로 해결해 줄 수 있는 방법에 해당되기 때문에 양생의학적 관점에 맞는 치료법이라고 생각된다. 특히 지구 자기장과 비슷한 저주파 자기 에너지를 맥동성으로 사용하게 되면 몸에 아무런 부작용도 주지 않고 사용할 수 있어 식이요법과 운동 요법을 보좌하는 치료법으로 손색이 없다고 생각한다. 다만 치료가 장기적으로 이루어지는 특성상 병원에 와서 치료하는 것보다는 개인용 의료기기 형태로 각자가 가정에서 치료를 받는 것이 더 효과적이라고 생각한다.

도수 치료

도수 치료는 의사가 손을 사용하여 환자의 척추 골격의 잘못된 정렬을 바로 잡아줌으로써 각종 질병을 치료하는 방법을 말한다. 내가 왜 이 방법이 중요하다고 생각하는 이유는 이 방법이 환자의 상태를 근본적으로 바로잡으려는 철학을 가지고 있는 치료법이기 때문이다. 현행 주류의학은 환자의 상태에 병명을 붙이려 하고 그에 따른 처방은 단지 증상만을 다스리는 것에 그치고 있다. 이런 행위의 전제는 환자의 불편함을 해소해 주기는 하지만 환자가 그런 상태에서 다시 건강을 되찾는 것까지는 도와주지 않겠다는 의도를 분명 가지고 있는 셈이다. 이에 반해 도수 치료는 환자의 증상을 없애주는 것은 물론 그 환자가 다시 이런 상태에 빠지지 않도록 보다 근본적인 차원에서 몸의 균형을 회복시켜 주겠다는 착한 의도를 가지고 있다고 볼 수 있다. 그래서 내가 추구하는 양생의학적 치료법에 훨씬 부합되는 치료법이라 생각된다.

우리 몸은 중추신경계인 뇌와 척수에서 나오는 여러 신경들이 각 말초 장기, 조직들과 그물망처럼 연결되어 있는 구조를 가지고 있다. 즉, 모든 세포는 어찌됐든 신경시스템과 연결된 상태를 유지하고 있는 것이다. 이런 구조에서 고장이 발생한다고 하면 그 곳이 어디가 됐든 서로 정보가 통하여 문제점을 자각하고 이에 따른 증상들을 발생시키며 기능에 변화가 오는 과정을 거치게 된다. 이와 동시에 우리 몸은 고장이 난 부분을 치유하여 다시 원래의 상태를 회복하기 위한 다른 차원에서의 노력을 함께 진행시키게 된다. 그러므로 문제를 근본적으로 해결하기 위해서는 고장이 난 부분에만 집착하지 말고 전체적인 조화 속에서 문제를 해결하고 고장 난 부위를 다시 전체 속의 일부가 될 수 있도록 치유하는 방안을 선택할 필요가 있다. 이는 마치 나무 하나만 보는 것에 그치지 않고 숲 전체를 생각하고 이를 조망하여 전체를 잘 관리하려는 것과 같은 이치라고 할 수 있다.

우리는 매일 여러 가지 활동을 하며 살고 있다. 특히 인간은 직

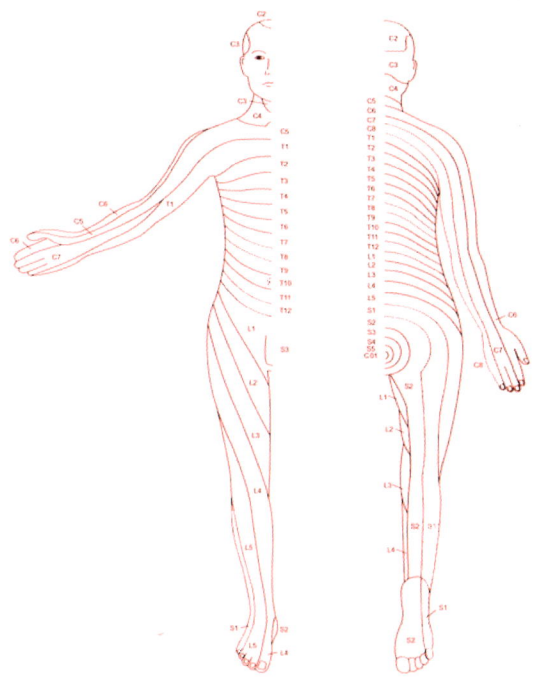

그림1 척수신경의 피부 분절 개요도(좌측 : 전면, 우측 : 후면)

립 보행을 하기 때문에 척추에 많은 부담을 주면서 살아가고 있다. 이런 부담들이 쌓이고 쌓여서 척추 주변에 축적되면 그 곳을 지나는 신경에 영향을 주게 된다. 그럼 어떤 일이 발생하는가? 이를 좀 더 자세히 알기 위해서는 우리 몸의 신경 연결 구조를 먼저 조금 이해할 필요가 있다.

신경 구조는 뇌와 척수와 같은 중추신경계가 있고 여기에서 12쌍의 뇌신경과 31쌍의 척수신경(경추 8쌍, 흉추 12쌍, 요추 5쌍, 천추 5쌍, 미골 1쌍)이 나와 말초에 있는 여러 장기와 조직, 즉 모든 세포들과 연결되는 구조를 가지고 있다. 이들 말초신경들은 각자 자신만

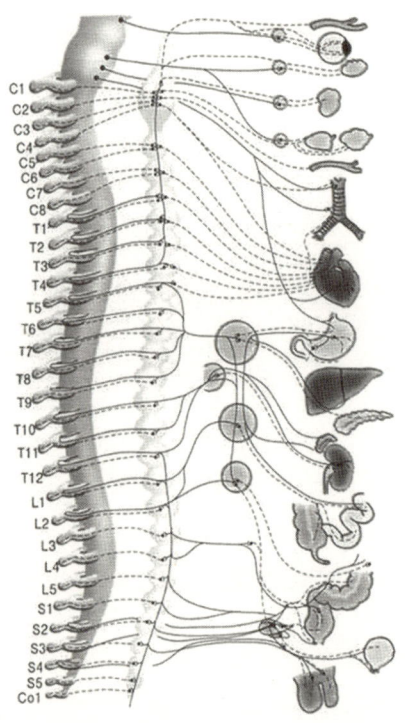

그림2 척수신경과 자율신경의 연결성(팀워크) 개요

의 영역이 나뉘어져 있기 때문에 그에 해당하는 피부와 근육 그리고 조직과 장기를 가지게 된다. 이를 **'체-신경 분절'**이라고 한다. 예를 들면 우리나라에 각 지방마다 각기 독자적인 행정 구역이 있고 이들이 모여서 중앙 정부를 구성하는 것처럼 각각의 말초신경들은 자신의 휘하에서 정보를 수집하고 명령을 하달하는 독자적인 영역을 갖고 있다. 여기서 신경은 정보가 이동하는 도로망으로 모든 세포들이 이 도로망에 연결되어 있다고 보면 된다.

도수 치료는 중추 신경계와 말초 세포들을 연결하는 신경 가지들에 영향을 주어 이것의 전후방으로 막힌 소통을 뚫어 균형을 되찾도록 도와 주는 치료법이다. 그래서 의사의 손으로 이 신경선을 자극하여 뇌에서부터 말초까지 각 **'체-신경 분절'**에 발생한 문제를 해결하고자 노력하는 것이 바로 도수 치료인 것이다. 그러나 흔히들 도수 치료라고 하면 근골격계 통증 질환만을 치료하는 것으로 알고 있는 사람들이 많다. 이는 도수 치료에서 척추의 잘못된 배열을 바로잡아 치료하는 것이 큰 부분을 차지하기 때문에 그렇다고 생각된다. 물론 도수 치료의 주된 대상이 뇌, 척수신경과 관련된 근골격계 질환들이 많은 것은 사실이다. 이는 인간이 직립 보행을 하며 일상 생활을 하다 보니까 척추에 많은 부담을 주어 척추간 배열이 좋지 않거나 척추 관절, 인대, 주변 근육 등에 크고 작은 염증을 자주 갖게 되기 때문에 그렇다고 할 수 있다. 그렇지만 자세히 살펴보면 척수신경의 자극으로 발생된 흥분이 비단 척추 주변에만 문제를 일으키는 것이 아니라 해당 분절에 속하는 많은 장기와 조직, 피부들에까지도 변화를 초래할 수 있다는 사실에 주목하지 않으면 안 된다. 예를 들어 허리 요통이 있을 경우 변비가 동반되거나 하복부에 불편함을 느끼는 일이 함께 동반되는 경우를 자주 목격할 수 있다. 이런 경우 사람들은 문제의 시작이 허리 자세가 안 좋아서(척추 배열이 어긋나서) 요통이 왔고 그래서 대장 기능도 저하되었다고 생각한다. 물론 그런 경우가 대부분이지만 반대의 경우로도 문제가 생길 수 있다는 점을 알아야 한다. 즉, 대장에 문제가 있어 같은 '체-신경 분절'에 해당되는 허리에 요통이 발생할 수도 있는 것이다. 이 때에는 내부 장기나 조직의 문제가 숨어 있고 겉으로는 골격계의 문제인 것처럼 표출되는 예라 할 수 있다. 심장의 경우도 마찬가지다. 현대 의학은 심장에 문제가 발생하였을 경우에 심장 리듬과 수축력을 조절하는 약물을 통해 문제를 해결하지만 도수 치료에서는 심장이 미주신경 분지와 척수신경 중 흉추 3,4,5번 영역에 속하기 때문에 이런 신경들을 조절하여 심장의 상태를 회복시키는 방법을 사용하고 있다. 잘 알다시피 심장에는 자율신경 중 미주신경(부교감신경)만이 분포하고 있다. 그렇지만 심장은 뇌와 부신을 통해 다른 경로로 교감신경의 반응을 받을 수 있다. 그러므로 다른 뇌신경과 체신경의 신호를 조절하여 뇌와 부신에 가해지는 자극을 줄여줌으로써 심장에 대한 교감신경의 부담을 줄여주고 부교감신경의 우위를 가져오도록 조절할 수 있는 것이다.

이처럼 체신경과 자율신경은 한 팀(단위)으로 작용하고 있으면서 서로에게 어떤 식으로든 영향을 미치고 있다는 사실을 기억하고 있어야 한다. 따라서 도수 치료는 비단 통증만이 아니라 몸 속 염증 레벨을 낮추고 면역력을 증강시키며 각 장기와 조직의 기능을 최적화시키는 일에도 충분히 기여할 수 있다. 간혹 병원에서 주사를 맞고 나서 갑자기 졸도하는 사람이 있는데 이는 교감신경의 자극에 대한 반동으로 부교감신경이 급격히 항진되어 혈압과 심박동수가 감소하기 때문에 생기는 현상이다. 그래서 이를 미주신경성 반사 또는 실신(vasovagal reflex or syncope)이라고 한다. 이런 현상은 척추 주변에 주사를 하거나 무리한 관절 꺾기와 같은 치료를 하는 경우에도 발생할 수 있다. 그럴 경우 감각적인 자극이 척수신경을 타고 자율신경계인 미주신경에까지 영향을 미쳤다고 볼 수 있다. 따라서 자율신경의 지배를 받는 내장의 문제도 도수 치료를 통해 얼마든지 해결할 수 있는 길이 있다고 볼 수 있는 것이다.

이처럼 신경 분절에는 정보를 받아들이는 감각신경과 명령을 내리는 운동신경이 함께 또는 단독으로 존재하며 의지에 따라 움직이는 체신경(골격근을 조절)과 의지와 상관없이 작용하는 자율 신경(평활근을 조절)이 서로 짝을 이루며 복잡하면서도 나름 체계적으로 얽혀 있다. 도수 치료는 이들의 특징과 다양한 연결성을 활용하여 몸에 전체적 균형을 바로잡고자 하는 치료 기술이다.

또한 이들 신경의 흥분상태가 척수와 뇌 부위에서의 연결 차이로 인해 얼마든지 다르게 표출될 수 있기 때문에 좌우간 편차적 불균형을 초래할 수도 있다. 그러므로 도수 치료에서는 이런 신경간의 불균형과 소통 차단을 의사가 손으로 느껴가면서 이를 조절하여 몸의 병리적 상황을 근본적으로 바로잡아 주는 노력을 하게 된다.

체신경과 자율신경이 분절 단위로 한 팀으로 작용할 수 있다고 하니 이는 자율신경의 문제를 체신경을 통해 조절할 수 있고 체신경의 문제도 자율신경을 통해 조절할 수 있는 가능성을 충분히 내포하고 있다고 보아야 한다. 내가 환자들에게 도수 치료와 같은 치료법을 권장하는 이유도 바로 이런 점에 있다. 즉, **몸의 균형을 맞추기 위해 이미 몸에 존재하는 내적 자원들을 동원하여 그 안에서 균형을 맞추려고 노력하는 것을 도와주는 치료법이기 때문에 내가 추구하는 양생 목적에 부합되는 좋은 치료법이라 생각되는 것이다.** 이는 외부에서 다른 화학적 약물이나 에너지를 빌려와서 치료하는 방법들과 발상 자체가 다른 치료법이다. 다시 말해 몸 속에서 스스로 균형을 맞추려 하는 노력을 지원하여 주는 치료법이기 때문에 부작용이 거의 없는 치료법이며 몸 속 상태를 원상으로 회복시켜주는 근본 치료법이라 할 수 있다. 그렇다고 내가 이 말을 통해 도수 치료만으로 모든 상태와 질병이 말끔하게 치료될 수 있다고 말하는 뜻은 절대 아니란 점을 분명하게 알아주었으면 한다. 내 말 뜻은 도수 치료를 다른 치료법과 병행하여 사용할 경우 상당한 시너지 효과를 발휘할 수 있다는 차원에서 하는 말이라고 이해하여 주길 바란다.

다시 한 번 말하지만 현대 의학을 전공한 의사들은 약물과 수술처럼 비교적 빨리 눈에 확실한 변화가 나타나는 치료법을 선호하고 있다. 그래서 효과가 더디게 나타나는 치료법은 무조건 효과가 없는 치료법으로 간주해 버리는 잘못된 경향을 가지고 있다. 효과가 조금 느리게 나타난다고 해서 그것을 효과가 없다라고 말한다면 자동차는 이동수단이고 자전거나 도보로 걷는 것은 이동수단이 아니라고 말하는 것과 같다. 안타깝지만 도수 치료도 그렇고 자기장 치료도 그렇고 음식을 조절하여 대사 균형을 바로잡는 식이요법도 그렇다고 할 수 있다. 그래서 많은 의사들은 이런 치료법들에 대해 비슷한 생각을 가지고 있는 것 같다.

의사들은 약과 수술을 사용할 수 있기 때문에 이것을 놔두고 구태여 음식을 선별해주고 손을 사용하여 환자의 몸을 주무르는 치료를 한심하고 어리석은 사람들이 하는 행위로 여기는 경향을 갖고 있다. 마치 돈이 많아서 조립식 건축자재를 가지고 멋진 현대식 건물이나 빌딩을 높게 짓고 사는 사람들이 흙과 지푸라기로 다 쓰러져가는 초가집을 짓고 사는 사람들을 업신여기듯 말이다. 의사들의 입장에서는 얼마든지 빠르고 쉽게 환자의 불평을 무마시킬 수 있는 방법(예: 약, 시술, 수술)이 있는데 왜 힘도 많이 들고 효과도 늦게 나타나는 그런 치료법을 사용해야 하는가 라는 의문을 제가 하는 것도 당연하다고 생각한다. 그러나 나는 그런 의사들에게 과연 자신들이 환자에게 제공하여 주는 것이 진정한 치료인지 아니면 단순히 임시 방편적인 한시적 치료인지 생각해 보고 다시 판단해 볼 것을 청해보고 싶다. 만약 자신이 사용하는 약이나 수술이 근본적인 치료법도 아니면서 자꾸 환자에게 약만 먹으라고 강요하고 수술만 받으라고 권유한다면 조금이라도 양심의 가책을 느껴야 하지 않을까? 그러면서도 문제를 근본적으로 바로잡아 보겠다고 환자와의 힘든 동행을 자청한 양생 치료자들을 정신 나간 사람이나 돌팔이라고 경멸한다면 과연 누가 옳고 누가 잘못된 것인가? 나는 이럴 때 여러분들에게 진짜 돌팔이가 누구인지 가슴에 손을 얹고 판정해 달라고 요청하고 싶다.

　나도 모든 의사들의 로망처럼 간단히 약만 처방하여 또는 마법 같은 손으로 수술하여 환자를 고치고 싶다. 그러나 약과 수술을 사용할 경우 증상은 호전됐을지언정 문제의 근본 원인이 그대로 남아 있다면 무슨 소용이 있겠는가? 혹여 내가 환자에게 문제를 근본적으로 해결할 수 있는 다른 길이 있음을 알려주지 않고 의사의 입장에서 나만 편하자고 내가 좋아하는 방식의 치료법만을 강요한 것은 아닐까? 그렇다면 그 환자로 하여금 자신의 문제를 근본적으로 해결할 수 있는 길을 찾고자 하는 노력을 포기하게 만들었고 나는 이를 감추고 방해한 셈이 되는 것이 아닌가?

　나는 항상 환자들에게 이런 미안한 마음을 가지고 있다. 그래서 이런 죄책감에서 벗어나기 위해 그들에게 문제를 해결하는 길이 한 가지만 있는 것이 아니고 여러 방법이 있다는 것을 설명해 주려 애쓰고 있다. 그리고 선택은 항상 환자 스스로에게 맡기고 있다. 만약 환자가 증상 치료만을 원할 경우에는 약과 수술이라는 방법을 선택하도록 도와주고, 반대로 근본적인 치료를 원할 경우에는 그것을 실천할 수 있는 각종 다양한 방법들을 소개해 주고 있다. 예를 들어 목과 허리가 아프고 어깨와 무릎이 아픈 경우에도 마찬가지다. 약과 수술로 해결하는 길이 있고 '몸속 대청소'와 도수 치료로 해결하는 길이 있음을 사전에 알려준다. 그리고 나서 환자로 하여금 자신에게 맞는 방법을 선택하도록 시간을 준다.

　그러나 만약 내가 약과 수술만 할 줄 아는 의사의 입장을 고수하면 모든 환자들에게 약과 수술을 사용하는 길 밖에 없다고 말할 것이 분명하다. 그러나 나는 약과 수술만을 사용할 줄 아는 그런 의사가 아니다. 오히려 약과 수술을 사용할 줄 모르는 의사가 되려고 노력하고 있다. 대신에 몸 속 문제를 근본적으로 해결하는 다른 몸 속 환경 개선방법들을 개발하려고 애쓰고 있다. 그래서 내가 여기 저기서 찾은 답이 '몸속 대청소', '킬레이션 요법', '오존 산화 요법', '전자기장 에너지 치료요법', '미세전류 재생요법' 등이고 도수 치료도 그 중 하나라고 할 수 있다.

　시장에 가서 물건을 사려면 자신이 원하는 물건을 가지고 있는 상인이나 상점에 가야 한다. 먹을 것을 사고자 하면서 옷 가게에 가서 이를 달라고 요구할 수는 없다. 마찬가지로 여러분이 어느 의사에게 가면 그 의사는 자신이 가진 상품만을 보여줄 것이다. 그러므로 여러분은 그것들 중에서 어느 한 가지를 선택할 수 밖에 없게 된다. 그렇지만 다른 상품을 가지고 있는 의사에게 가면 선택의 기준이 달라지게 된다. 어느 선택을 하든 그것은 당연히 여러분의 몫이자 권리에 해당된다. 다만 내가 말해주고 싶은 점은 이왕이면 문제를 근본적으로 해결하는 방법을 선택하는 것이 좀 더 좋지 않겠는가 하는 생각이다.

이 과정에서 가장 최악의 시나리오는 의사들간에 서로 비난하고 헐뜯는 일이 벌어지는 일이라 하겠다. 이런 일을 만드는 사람들은 주로 환자들이다. 환자들이 병원을 돌아다니며 말을 잘못 전달함으로써 의사들간에 오해를 만들고 싸움을 조장시키는 일을 하곤 한다. 그런 환자들은 어디에서든 좋은 컨설팅을 받지 못할 것이 분명하므로 곧 자신의 행동이 자신에게로 부메랑처럼 되돌아 오게 된다는 점을 깨닫게 되길 바란다. 그리고 의사들도 자기와 다른 치료법을 시행하는 동료 의사들을 경멸하거나 비하하지 말고 열린 마음으로 이를 받아들이는 자세를 갖는 것이 보다 발전적인 자세가 아닐까 생각해 본다. 그래서 의사는 항상 열심히 공부하여 여러 가지 치료 방법들을 두루 갖추고 있어야 한다. 그렇지 않고 한 두 가지 방법만 알고 있으면 자신의 방법만이 절대적인 것인 양 착각하며 살수 밖에 없게 된다.

신경 이외의 소통 경로: 경락에 대한 나의 의견

전통 한의학에서는 신경분절 이론이 아닌 경락에 의한 연결을 강조하고 있다. 이는 몸의 신호가 신경을 통해서만 전달되는 것이 아니라 세포와 세포 사이의 '세포외 매트릭스'를 통해서도 전달될 수 있다는 이론에 근거한 것이다. 즉, 신경을 통한 전달은 이미 잘 만들어진 길을 통한 전달이라서 신경에서 분비되는 각종 신경전달물질의 방출이 관여하지만 경락처럼 세포외 매트릭스를 통해 정보가 전달된다는 이론은 화학적 에너지가 아닌 물리적 에너지가 전달되는 통로로 이해되어야 하기 때문에 길이 없어도 에너지는 전달될 수 있다는 과학적 근거에 바탕을 두고 있는 것이다. 그러므로 이는 양자 역학적 물리 이론을 가지고 있어야 이해가 될 수 있는 부분이다. 다시 말해 세포와 세포가 신경을 통해 연결되어 있지 않더라도 서로 근접해 있으면 '세포외 매트릭스'를 통해 전달된 에너지에 의해 세포막의 이온 통로들이 개통될 수 있다는 이론인 것이다. 이는 이미 연결된 신경 통로보다는 중추신경계에 정보를 전달해주는 속도가 느리긴 하지만 국소적인 불균형을 바로잡는데 있어서는 훨씬 효과적일 수도 있다고 생각한다.

부록

- 당지수와 당부하지수
- 자가 혈당 관리표
- 혈당 수치 판정에 있어서의 고려 사항
- 당뇨환자의 합병증 관리 체크 목록
- 당뇨 관리의 핵심 사항 요약
- 양생 당뇨 식사 전략
- 당뇨 환자를 위한 음식 재료 쇼핑 목록
- 당뇨 환자에서 혈압을 떨어뜨리기 위한 천연 식품 보조제
- 약없이 혈당을 가장 빠르고 쉽게 낮추는 요령
- 당뇨와 갑상선 기능저하증

당지수와 당부하지수

당지수(GI; glycemic index)는 탄수화물로 된 음식 50g을 섭취했을 때 식후 2시간 동안의 시간-혈당 곡선에서 그래프 아래 면적을 구하여 이를 포도당의 당지수(포도당 50g을 섭취하였을 때 식후 2시간 동안의 시간-혈당 곡선의 그래프 아래 면적)로 나누고 여기에 100을 곱해서 나온 값을 말한다.

시간-혈당 곡선 아래 면적이 넓을수록 식후 2시간 동안 혈당이 높은 상태로 지속된다는 의미이므로 당지수가 높게 나온다.

당지수 55이하: 낮음
당지수 56~69: 중간
당지수 70이상: 높음

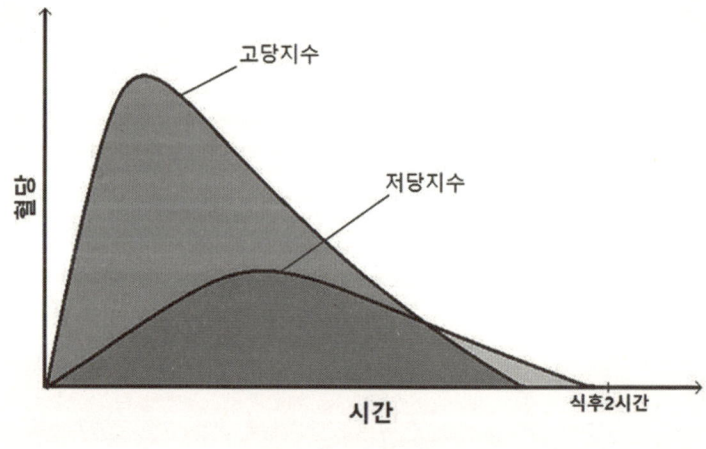

그림1 당지수 구하는 법

당지수는 음식물 종류에 따른 현실적인 섭취량을 반영하지 못한다는 단점을 지니고 있다. 가령 당지수가 낮아도 그 양이 많아서 한꺼번에 많은 양을 먹게 되는 음식이 있는가 하면 반대로 당지수가 높아도 한 번에 조금만 먹게 되는 음식도 있을 수 있기 때문에 당지수만으로 단순 비교하는 것은 문제가 있을 수 있다.

그래서 나온 개념이 당부하지수(GL; glycemic load)이다.

당부하지수는 어떤 음식물의 탄수화물 1g을 섭취했을 때 혈당을 얼마만큼 올리는지 측정한 것으로 당지수를 기본으로 하여 탄수화물의 섭취량이 포함된 개념이라 할 수 있다. 당부하지수를 구하는 공식은 다음과 같다.

당부하지수 (GL) = 탄수화물 함량(g) X 당지수(GI) / 100
당부하지수 10: 낮음
당부하지수 11~19: 중간
당부하지수 20 이상: 높음

당부하지수는 '탄수화물 밀도'의 개념으로서 실제 먹는 양을 반영한다는 장점을 가지고 있다. 그러나 당지수와 마찬가지로 인슐린 증가 정도를 나타내지 못한다는 한계를 지니고 있다.

당부하지수를 결정짓는 주요 요인은 식사량과 해당 식품의 소화흡수성이다.

(예)

	바나나 1개	수박 1쪽
당지수(GI)	52	80
탄수화물 양(g)	24g	13g
당부하지수(GL)	12.5	10.4

*당지수가 높은 음식이라도 탄수화물 양을 50g 다 섭취하지 않을 경우, 반대로 당지수가 낮은 음식이라도 탄수화물을 50g 이상 섭취할 경우에는 실제 혈당 레벨에 미치는 영향이 예상과 다를 수 있다.

표1 식품별 당지수(glycemic index)와 당부하지수(glycemic load): 출처-당뇨병 식품 교환표 활용지침 2010년

식품	당지수 (포도당=10)	1회 섭취량(g)	1회 섭취량당 함유 당질량(g)	1회 섭취량당 당부하지수
대두콩	18	150	6	1
우유	27	250	12	3
사과	38	120	15	6
배	38	120	11	4
밀크초콜렛	43	50	28	12
포도	46	120	18	8
쥐눈이콩	42	150	30	13
호밀빵	50	30	12	6
현미밥	55	150	33	18
파인애플	59	120	13	7
페스트리	59	57	26	15
고구마	61	150	28	17
아이스크림	61	50	13	8
환타	68	250	34	23
수박	72	120	6	4
늙은 호박	75	80	4	3
게토레이	78	250	15	12
콘플레이크	81	30	26	21
구운감자	85	150	30	26
흰밥	86	150	43	37
떡	91	30	25	23
찹쌀밥	92	150	48	44

인슐린 지수(Insulin Index)

특정 음식 섭취에 의한 인슐린 증가의 정도를 측정한 것. 흰 빵을 기준으로 하여 음식물 섭취 후 2시간 동안의 인슐린 증가 곡선 그래프의 아래 면적을 비교하여 이를 지수화 시킨 것이다. 순 살코기와 순수 단백질 같이 탄수화물을 포함하지 않은 음식물의 경우에도 인슐린 반응을 예측할 수 있다.

포만감 점수(Satiety Score)

같은 칼로리를 섭취하였을 때 포만감의 정도를 측정하여 비교한 것. 역시 흰 빵을 기준(100)으로 하여 음식물 섭취 2시간 후의 포만감을 설문 조사하여 비교한 것이다.

자가 혈당 관리표

자가 혈당 관리는 당뇨 치료에서 매우 중요한 역할을 차지한다. 왜냐하면 당뇨라는 질환 자체가 자신의 식생활관리가 잘못돼서 오는 질환이기 때문이다. 그러므로 스스로 혈당을 체크하면서 자신이 먹을 것을 결정하고 그 양과 시간을 조절하는 노력을 해야만 당뇨에서 빠져 나올 수 있다. 만약 본인이 이런 노력을 하지 않으면 잦은 감염에 시달리고 일상 생활에서 기력이 처지고 피곤하며 자신감을 상실한 채 우울하게 살아가다가 언젠가 눈, 콩팥, 심장 같은 곳에 합병증이 발생하는 과정을 경험하게 된다. 그러므로 이런 상황으로 진행하는 것을 막기 위해서도 스스로 자신의 혈당을 관리하는 습관을 들여야 한다.

자가 혈당 관리를 통해 자신이 현재 올바른 길로 가고 있는지 아니면 잘못된 방향으로 가고 있는지를 판정 내릴 수 있다.

자가 혈당 측정 시기와 목표 범위

- 잠에서 깨어 아침 먹기 전에 혈당을 측정한다. 혈당 수치가 80-100mg/dL를 유지하면 이상적이다. 이후 다른 식사를 하기 전에 혈당이 120mg/dL 이하여야 한다. 이 말은 혈당이 120mg/dL 이상일 경우에는 식사를 하지 말아야 한다는 뜻이다.

- 식후 2시간 혈당을 측정한다. 이것이 130mg/dL 이하여야 바람직하다. 만약 이보다 높게 나왔으면 너무 당분을 많이 섭취하였거나 많은 양을 먹은 것이므로 이렇게 되지 않도록 식사에 주의해야 한다.

- 자기 전에 측정한 혈당이 140mg/dL 이하여야 한다. 이보다 높으면 자는 동안에 혈당이 떨어져 저혈당을 일으키기 때문에 깊은 잠을 잘 수가 없게 된다.

표2 시간대별 혈당 관리 목표

시간대	혈당 목표치(전혈 기준)
공복시(아침 식사 전)	80–100 mg/dL
점심, 저녁, 간식 전	90–120 mg/dl
식후 2시간	≤ 130 mg/dL
자기 전	110–140 mg/dL

표3 자가 혈당 관리표

| 날짜/요일 | 아침 | | 정오 | | 저녁 | | 자기 전 |
	식전 (80–100)	식후2시간 (≤130)	식전 (90–120)	식후2시간 (≤130)	식전 (90–120)	식후2시간 (≤130)	110–140
월							
화							
수							
목							
금							
토							
일							

혈당 수치 판정에 있어서의 고려 사항

제11장 마지막에서 당뇨 진단 및 관리에 있어 혈당 수치의 의미를 요약한 바 있다.

문제는 이 수치가 항상 절대적으로 정확한 의미를 가지고 있는 것이 아니라는 사실이다. 그러므로 수치를 해석할 때 다음과 같은 요인들이 영향을 미칠 수 있음을 염두에 두고 이를 받아들이길 바란다.

우선 공복 혈당을 보자. 공복 혈당은 당뇨병 진단에 사용되고 있지만 그 합병증을 예측하는데 있어서는 민감도가 가장 떨어지는 측정 항목이다. 여러 연구에서 공복 혈당이 정상 범위(100 mg/dL 이하)라고 해도 나중에 당뇨가 발생이 발생하는 일이 많다고 밝히고 있다. 그 이유는 하루 중 혈당이 올라가 있는 시간이 길수록 당뇨 및 그 합병증 발생 가능성이 높아지는데 공복 혈당은 이런 상황을 제대로 반영하지 못하기 때문에 그렇다. 또 다른 문제는 저탄수화물 식사를 하는 경우 공복 혈당은 실제보다 높게 나올 수 있다는 문제점을 지니고 있다. 탄수화물 섭취가 적으니까 몸에서 신생포도당합성 과정에 의해 혈당을 유지시키려는 보상 작용이 일어나기 때문에 공복 혈당이 높게 나오는 경우를 종종 보게 되는 것이다.[참고: 이 밖에 새벽 시간에 혈당이 높게 나오는 경우는 **소모지 반동효과**(Somogyi Rebound Effect)와 **여명 현상**(Dawn Phenomenon)이 있다.]

이번에는 당화혈색소 수치의 문제점을 살펴보자. 당화혈색소 수치는 적혈구 속의 헤모글로빈이 포도당과 얼마나 결합되어 있는지를 나타내주는 수치다. 그래서 적혈구 수명 기간에 따른 평균 혈당 수치를 반영하고 있다. 보통 적혈구 수명은 120일 정도로 알려져 있다. 그러나 당뇨 환자나 빈혈이 있는 경우 또는 유전적으로 문제가 있을 경우에는 적혈구 수명이 이보다 훨씬 줄어든다. 이런 경우에는 적혈구가 당분에 노출된 시기가 짧기 때문에 당화혈색소 수치가 실제 평균 혈당 레벨에 비해 적게 나온다. 반면 정상인에서는 적혈구 수명이 길기 때문에 당화혈색소 수치가 실제 평균 혈당보다 더 높게 나올 수 있다. 그러므로 당뇨 합병증을 예방하고 관리하는데 있어 당화혈색소 수치만을 이용하는 것은 자칫 예상 밖의 오판을 하게 만들 수 있다.

그래서 반드시 식후 혈당을 측정하여 이들 3가지를 모두 함께 종합적으로 고려하여 당뇨병의 진단, 상태 판정, 관리 등을 하는 것이 적극 권장되고 있다. (참고: 제10장에서 식후 혈당은 당뇨병의 조기 진단과 합병증 예측에 매우 큰 도움을 주고 식사 조절 및 관리를 하는데도 매우 유용하게 피드백 효과를 줄 수 있다고 말한 바 있다.)

식후 혈당을 측정하는 방법으로는 표준화된 경구 포도당내성 검사(OGTT; oral glucose tolerance test)를 이용하는 것이 정확하지만 이 검사가 불편한 점을 가지고 있어서 실제 임상에서 자주 사용되지 않고 있다. 이 검사는 75g의 포도당을 먹고 식후 2시간 경과 시까지 혈당을 측정하는 검사라서 환자가 2시간 이상 병원에서 기다려야 하기 때문에 번거로울 뿐 아니라 일부 혈당 불안정성을 지닌 환자들에서는 이 검사로 인해 급격한 혈당 변화가 일어나 어지럼증 같은 부작용이 발생하는 일이 종종 있기 때문에 널리 사용되지 않고 있다.

이런 이유로 나는 환자들에게 자신의 혈당 측정기를 구입하여 스스로 식후 혈당을 측정하는 방법을 사용하라고 권하고 있다. 이를 통해 자신의 혈당이 식후 어떤 반응을 보이는지 보다 밀접하게 추적해 볼 수 있기 때문에 가장 정확한 방법이라고 생각한다. 식후 혈당이 너무 급격하게 오르는지 또는 혈당이 증가된 상태로 오래 지속되는지 등을 보고 그 사람의 상태 및 예후를 보다 정확하게 판정할 수 있게 도와준다.

문제는 현재 건강 검진이나 병원에서 당뇨를 진단하고 관리할 때 대부분 공복 혈당과 당화혈색소만을 사용하고 있다는데 있다. 이로 인해 간혹 환자의 상태를 제대로 판정하지 못하는 경우가 발생하고 있기 때문에 여러분이 병원에 갈 때에는 반드시 자신의 식후 혈당 측정표를 가지고 가서 이를 담당 의사에게 보여줌으로써 보다 정확한 평가와 상담을 받는데 협조하는 것이 현명한 방법이라고 생각한다.

(참고: 저탄수화물 식단을 하는 경우에 공복 혈당이 90대, 심지어는 100을 넘어도 나머지 식후 혈당과 당화혈색소 수치가 정상이라면 큰 문제가 되지 않는다.)

[참고: 현재 널리 사용되고 있지 않지만 프락토사민(fructosamine) 레벨을 측정하는 검사가 있다. 프락토사민은 과당이 암모니아 또는 아민과 반응하여 생겨나는 또 다른 형태의 당화단백질로 당화혈색소(HbA1C)처럼 평균 혈당 농도를 반영해 준다. 그러나 당화혈색소처럼 3개월간의 평균이 아닌 직전 2-3주간의 평균 혈당을 반영한다. 이런 이유로 이 검사는 적혈구 수명에 영향을 받지 않기 때문에 빈혈이 있거나 임신한 사람(호르몬 변화가 단기적으로 혈당 변화에 영향을 줄 수 있는 상황)에서 유용하게 사용해 볼 수 있다.

당뇨 환자의 합병증 관리 체크 목록

당뇨 환자는 자신을 돌봐줄 담당 주치의를 정해 놓고 꾸준한 건강 관리를 받는 것이 필요하다. 그 목적은 건강을 회복하고 당뇨 합병증에 걸리는 것을 방지하기 위함이다.

다음은 당뇨 환자가 병원을 방문할 때 의사가 체크하는 항목이다. 여러분도 스스로 이를 확인해 보고 자신의 몸에서 합병증이 생기는 지 여부를 체크해 보는 습관을 들이도록 노력해 보길 바란다.

체크 항목	분기별	년도별
전반적인 상태 파악		
자가 혈당 관리표	√	
약물/ 인슐린 복용표	√	
영양보충제 사용표	√	
운동 프로그램표	√	
심리적 지원 프로그램표	√	
신체 검사		
체중	√	
피부(인슐린 주사 부위 상태 포함)	√	
족부(맥박, 모세혈관 재충전 상태, 색깔, 감각 여부, 발톱, 궤양 등)	√	
신경학 검사(반사, 통증, 떨림, 촉각)		√
정기적 망막 검사	√	
동공 확대 후 망막 검사		√
심전도 검사		√

혈액 검사		
공복시 혈당: 80–100mg/dL	√	
당화 혈색소(HbA1C): 성인 〈7%, 소아 〈7.5%	√	
소변 검사: 포도당, 케톤, 미세알부민, 단백질, 침전물	√	
심혈관 프로파일 검사: 콜레스테롤 〈 200 mg/dL 중성 지방 〈 200 mg/dL LDL 〈 130 mg/dL HDL 〉 35 mg/dL Lipoptrotein(a) 〈 40mg/dL C-reactive protein 〈 1.69 mg/dL Fibrinogen 〈 400 mg/dL Homocysteine 〈 16 micromole/L Ferritin 60–200mcg/L Lipid peroxides 〈 정상		√
혈청 크레아티닌 (소변에서 단백뇨가 나올 때만 검사)	√	

당뇨 관리의 핵심 사항 요약

❶ 복부 비만을 줄여야 한다.(체중)
❷ 식후 혈당을 줄여야 한다.(식단)
❸ 영양 보충을 충분하게 한다.
   － 인슐린 작용의 극대화를 위해
   － 대사 스트레스를 감소시켜 주기 위해
❹ AMPK 효소를 활성화시켜 준다.(운동/활동)
❺ 혈압을 관리한다.

비만으로 복부 및 내장 주변에 늘어난 지방 세포는 인슐린 작용을 억제하고 차단시키는 레지스틴(resistin)이란 물질을 분비한다. 그러므로 이런 상황에서는 과체중 문제가 해결되지 않고서는 장기적으로 혈당 조절에 결코 성공할 수가 없다. 그래서 우선적으로 복부 및 내장 비만을 먼저 제거하도록 노력해야 한다. 이것은 또한 인슐린 민감도를 높여주는 가장 확실한 조치에 해당되기도 한다. 특히 췌장 속의 지방을 제거하는 것이 중요하다.

다음으로 중요한 것은 식후 혈당이 증가되지 않도록 관리하는 것이다. 이를 위해서는 식단에서 탄수화물 양을 최대로 줄이는 것이 중요하다. 이른바 저탄수화물 식단의 실천이다. 그래서 3-4 시간 동안 당부하지수가 20이 넘지 않게 당부하지수 및 당지수가 낮은 식사를 하는 것이 중요하고 가능한 양질의 고단백 고지방 식사를 유지할 필요가 있다. 특히 양질의 건강한 지방은 식욕을 억제시켜 주고 포만감을 가져다 준다. 아울러 식이섬유를 충분하게 섭취하는 것이 도움이 된다.

당뇨는 대사적으로 스트레스가 많이 가해지는 질환이다. 그래서 각종 영양소들이 부족한 상태이거나 불균형 상태를 이루고 있는 경우가 많다. 게다가 인슐린이 작동하기 위해서는 여러 종류의 영양소들이 필요하다. 비타민 B군, 마그네슘, 각종 미량 미네랄 등이 충분하게 준비되어 있어야 한다. 또한 당뇨 합병증이 발생하지 않기 위해서는 각종 항산화제와 혈관벽을 튼튼하게 해주는 영양소들도 필요하다. 이런 이유로 칼로리보다는 미량 영양소에 집중하여 각종 영양소들을 풍부하게 섭취하는 것이 중요하다. 그래서 효능이 뛰어난 종합비타민과 멀티미네랄 제품들 그리고 각종 천연 약초들을 사용하는 것이 많은 도움을 줄 수 있다.

또한 AMPK 효소를 활성화시켜 에너지 생산이 증가되게 만들어 주면 인슐린 레벨도 안정화되어 혈당이 정상으로 환원된다. 이를 위해 적절한 운동과 적절한 음식을 섭취하는 것이 중요하다.

마지막으로 혈압을 관리하는 것이 필요하다. 혈압이 증가하면 혈관내피세포 손상을 증가시켜 각종 혈액 순환 장애를 초래할 수 있기 때문이다.

양생 당뇨 식사 전략

다음은 자연스레 체중을 뺄 수 있는 식사 전략이다.

❶ 먼저 자신이 체중을 빼야 하는 이유를 노트에 적어 잘 보이는 곳에 붙여둔다. 이것을 볼 때마다 스스로에게 목표를 향한 줄기찬 동기 부여를 계속할 수 있다.

❷ 무설탕, 무과일, 무곡물 양생 식사법을 원칙으로 하고 이를 실천한다.

❸ 양질의 단백질과 지방 섭취를 늘린다.

❹ 탄수화물 식품은 가능한 적게 먹고 그 종류도 현명하게 선택한다.

❺ 음식의 당부하지수(GL)에 신경 쓴다.
  · 3~4시간 동안 당부하지수(GL)가 20 이하가 되게 음식을 먹는다.
  · 만약 당지수(GI)가 높은 음식을 먹을 때는 그 양을 줄여서 먹는 둥 마는 둥 해야 한다.

❻ 식이섬유 섭취를 늘린다.
  · 배가 고프면 우선 신선한 채소를 먹는다.
  · **(만약)** 과일은 잘 씻어서 껍질만 먹도록 한다.
  · **(만약)** 곡물은 유기농 통곡물만 골라 삶거나 쪄서 먹는다.
  · 채소를 먹을 때 콩류와 견과를 함께 먹는다.
  · 수용성 식이섬유를 추가로 보충한다.

❼ 가공 식품을 먹지 않는다.
  · 당분, 곡물 가루, 정제 소금, 정제 기름(트랜스 지방 포함) 함유량을 파악한다. 이들이 모두 염증 유발 물질임을 알아야 한다. 그러므로 이런 것들이 들어간 가공 식품은 먹지 않아야 한다.
  · 당분, 포도당, 유당, 맥아당, 올리고당, 액상 과당, 옥수수 시럽, 과즙 농축액, 꿀 등이 들어간 식품을 먹지 않는다.
  · 잘못 하면 식욕을 자극하여 그 양을 멈추지 못하게 된다. 그러므로 아예 처음부터 손을 안대는 것이 최선이다.

❽ 외식을 삼가고 건강한 자연식으로 가정에서 식사를 한다.
- 외식은 건강보다는 감각적 자극에 초점을 맞춘 음식들이 대부분이다. 그러므로 건강을 생각한다면 가능한 먹을 것을 자신이 또는 자신이 가장 신뢰할 수 있는 사람이 만들어준 것만 먹도록 한다.
- 만약 외식을 한다면 자연식을 제공하는 곳으로만 간다.

당뇨 환자를 위한 음식 재료 쇼핑 목록

　많은 당뇨 환자들이 실제 생활에서 겪는 어려운 문제 중 하나는 식료품점이나 마트에서 식재료를 살 때 어느 것을 살 것인지 제대로 잘 알고 있지 못하다는 점이다. 여기서는 여러분의 이런 혼란스러움을 정리해 주기 위해 당뇨 환자들이 골라야 할 식재료 목록들을 소개하기로 한다. 여러분도 이 목록에 익숙해지면 아주 빠른 시간 안에 쇼핑을 끝내고 나올 수 있다. 괜히 쓸데없이 구입하면 안 되는 식재료 코너를 방문하여 그 곳에서 방황하거나 머무르지 말고 원하는 것만 구입해서 바로 나오는 방식을 택해야 한다.

　우선 여러분이 알아두어야 할 가장 큰 원칙은 천연 식품만 구입하고 가공 식품은 구입하지 않는다는 것이다. 대부분의 마트에서는 천연 식품을 가장자리에 배치하고 가공 식품은 중앙부에 놓아두고 있다. 따라서 여러분이 마트를 방문하면 가장자리로만 가고 중앙부에는 절대 가지 말아야 한다. 가장자리에 있는 것 중에는 냄새를 풍기면서 손님을 끄는 베이커리 코너가 있는데 이곳을 재빨리 통과하여 싱싱한 채소를 파는 코너로 가야 한다. 여기서 각종 채소를 구입하는 일부터 먼저 한다.

각종 제철 채소와 달지 않은 과일 시금치, 상추, 케일, 브로콜리, 샐러리, 오이, 당근, 피망, 연근, 우엉, 돼지감자, 비트, 무우, 양파, 마늘, 버섯, 파슬리, 죽순 외 다수. 토마토, 딸기, 블루베리, 체리, 오디, 귤, 사과, 키위, 석류, 푸른 바나나

해초류 미역, 다시마, 김, 매생이, 감초, 함초 등

생선 및 해물 각종 생선, 새우, 조개류, 오징어, 낙지, 문어 등

신선한 육류 및 가금류 유기농 소고기, 돼지고기, 닭고기, 오리고기, 삶은 족발, 수육, 수제 햄/소시지

달걀 및 유제품 유기농 달걀, 유기농 전유, 유기농 버터, 플레인 요거트, 유기농 천연 치즈

기타 견과류, 콩류, 청국장, 두부, 곤약, 유기농 번데기

식료품점이나 마트에서 가능한 상기 언급된 천연 식재료만 구입하도록 한다. 물론 채소류에는 위에 다 언급하지 못한 것들도 많이 있다. 그러므로 채소류는 자신이 좋아하는 것이면 얼마든지 추가할 수 있다. 그러나 그 밖의 식품군에서는 가능한 위에 언급되지 않은 것은 피하는 것이 좋다.

대부분의 가공 식품 속에는 혈당을 올리는 정제 탄수화물들이 많이 함유되어 있고 계속해서 입맛을 자극하는 물질들도 들어 있기 때문에 어느 정도 먹고 적당한 선에서 멈출 수가 없게 만들어 놓았다. 이런 이유로 당뇨 환자들은 일절 이런 가공 식품의 섭취를 피하는 것이 상책이라 할 수 있다.

당뇨 환자에서 혈압을 떨어뜨리기 위한 천연 식품 보조제

당뇨 환자에서 혈압이 증가하면 신부전증, 협심증, 뇌졸중, 망막 질환 같은 합병증 발생이 증가하고 기대 수명도 줄어든다. 그러므로 혈당 관리와 더불어 혈압도 철저하게 관리해야 한다. 혈압을 관리할 때 혈압 약은 가능한 사용하지 않는 것이 좋다. 왜냐하면 혈압 약은 각종 부작용을 지니고 있기 때문이다. 예를 들어 ACE 억제제는 만성 기침을 유발할 수 있고 칼슘채널 차단제는 유방암을 일으킬 수 있으며 모든 나머지 혈압 약은 뇌, 발기 조직, 사지 등으로 가는 혈류를 실제적으로 떨어뜨리는 작용을 한다.

그러므로 가능한 자연적인 방법으로 혈압을 관리하는 것이 바람직하다. 혈압을 관리하기 위해서는 역시 **"몸속 대청소"**를 실시하는 것이 제일 중요하다. **"몸속 대청소"**를 하면 혈관벽의 노폐물과 상처 조직들이 모두 제거되기 때문에 혈압이 저절로 정상화된다. 만약 이런 **"몸속 대청소"**를 하지 못할 경우에는 다음과 같은 천연 물질들을 사용하여 혈압을 조절해 보는 방법을 택해보길 바란다.

미네랄

혈압을 떨어뜨리는 미네랄로는 포태슘(K)과 마그네슘(Mg)이 있다. 수축기 혈압을 약 4 mmHg, 이완기 혈압을 약 2mmHg 정도 감소시켜 준다. 포태슘과 마그네슘이 많은 음식은 채소류로 이들을 충분하게 섭취하고 그래도 부족할 경우에는 포태슘과 마그네슘을 보충제로 섭취하면 된다.

이에 반해 나트륨(Na)은 혈압을 올리는 역할을 하기 때문에 지나치게 많은 나트륨 섭취를 하지 않도록 주의할 필요가 있다.

비타민 C

비타민 C 자체가 혈압을 떨어뜨리는 것은 아니지만 중금속을 킬레이션 하는 작용을 통해 혈관의 탄력성을 증가시켜 혈압을 낮춰주는 효과를 나타낸다. 역시 수축기 혈압을 약 4 mmHg, 이완기 혈압을 약 2 mmHg 정도 감소시켜 준다. 이 정도가 작은 양이라고 생각할 수 있다. 그러나 포태슘, 마그네슘 미네랄과 함께 복용하면 더 큰 공조 효과를 얻을 수 있다.

생선유

제2형 당뇨에서 아주 미미하지만 혈압을 낮추는 효과가 있다. 수축기 혈압을 약 2 mmHg, 이완기 혈압을 약 1.6mmHg 정도 감소시켜 준다.

마늘

알리신(allicin)의 작용으로 혈압을 낮춰주는 작용을 한다. 수축기 혈압을 약 8 mmHg, 이완기 혈압을 약 5 mmHg 정도 감소시켜 준다.

서양산사나무(Hawthorn)

아주 경미한 고혈압에 효과가 있다. 특히 심부전증과 협심증을 가진 경우에 더욱 도움이 된다. 이 경우 코엔자임 큐텐과 함께 복용하면 좋다.

포도씨 추출물

플라보노이드 성분중 procyanidolic oligomers가 혈압을 낮추는 작용을 한다. 하루 300mg 정도 복용하면 경미한 고혈압 환자의 93%에서 혈압 강화 효과가 나타난다.

샐러리씨 추출물

85% 3nB(3-n-butylphthalide)가 유효 성분으로 칼슘 채널을 차단하여 혈압을 낮추는 작용 외에 경미한 이뇨 작용, 프로스타글란딘의 조절, 대뇌 혈류량의 증가 작용 등을 가지고 있다. 이런 이유로 인지 기능이 떨어진 노인 환자나 치매 환자들에게 도움을 줄 수 있다.

칼슘채널 차단제 같은 혈압약은 뇌혈류를 감소시키기 때문에 환자들이 불편함을 호소한다. 그러나 샐러리씨 추출물은 이런 부작용이 없기 때문에 훨씬 자연적인 효과를 발휘한다.

하루 150mg씩 두 번 복용한다.

말린 가다랑어 펩타이드(Bonito peptide)

이것은 가다랑어 생선 단백질로 9가지 종류의 올리고 펩타이드로 구성된 것이다. 몸에서 분해되어 ACE(angiotensin converting enzyme)효소 작용을 방해하는 dipeptide로 변한다. 그 결과 혈관이 이완되고 나트륨의 체내 저류가 감소하고 이를 몸 밖으로 배출시켜 줌으로써 이뇨 작용 효과와 더불어 혈압 강하 효과를 나타낸다. 하루 1.5g 정도 섭취하였을 경우 약 83%에서 ACE 효소를 억제시키는 효과를 나타낸다. 혈압약 중에 ACE 억제제는 건성 기침, 어지럼증 같은 부작용을 나타내지만 이것은 천연물질로 그런 부작용이 없다는 장점을 지니고 있다.

하루 1,500mg을 한꺼번에 먹거나 또는 500mg씩 나눠서 3번에 걸쳐 먹는다.

약없이 혈당을 가장 빠르고 쉽게 낮추는 요령

(당뇨 약과 주사의 중독에서 벗어나는 안전한 법)

혈당을 자연스레 낮추는 식생활 습관을 실천하면 저절로 체중이 정상 범위로 환원된다. 특히 복부 내장지방이 많이 감소하게 된다. 처음에는 과도기라 이를 실천하는 것이 조금 힘들 수 있지만 1-2달만 꾸준히 이겨내면 곧 에너지도 넘치고 식탐도 사라지는 안정된 시기로 접어들 수 있게 된다.

❶ 정제 탄수화물을 먹지 않는다.

혈당을 낮추는 가장 중요한 첫 번째 단계는 정제 탄수화물이 들어 있는 가공식품들을 먹지 않는 것이다. 이런 정제 탄수화물은 각종 음식 속에 숨어들어 있는 경우가 많기 때문에 이에 속아넘어가지 않도록 주의해야 한다. 또한 많은 외식 음식에도 들어 있기 때문에 이들을 멀리하는 습관을 들여야 한다. 아무리 건강에 좋다고 하는 음식이라도 그 안에 정제 탄수화물이 들어 있으면 득보다 실이 많다는 점을 알아야 한다. 그래서 이런 덫에 걸리지 않으려면 음식 성분표를 잘 읽고 숨은 당분을 찾아낼 줄 알아야 하며 외식을 할 때에는 당분을 넣지 말아달라고 부탁을 해야 한다.

❷ 곡물을 먹지 않는다.

혈당을 조절하기 위해 특히 글루텐이 함유된 곡물(밀, 호밀, 보리 등)을 먹지 않는 것이 좋다. 글루텐은 소화가 안되는 친염증성 물질이라서 꼭 글루텐 민감성을 가지고 있지 않은 사람이라도 혈당을 오르게 하는데 기여할 가능성이 많다. 쌀은 글루텐이 많지 않은 곡물이지만 혈당 문제를 해결하기 위해서는 굳이 먹지 않아도 될 식품이라고 생각한다.

❸ 술을 먹지 않는다.
술은 혈당을 올리고 대사를 교란시키는 주된 요인이다. 따라서 당뇨에서 빠져 나오고 싶으면 평생 금주하고 마셔도 한 번에 1-2잔 이내로 절주해야 한다.

❹ 매끼 건강한 지방과 단백질을 먹는다.
곡물 대신에 식사의 주된 부분을 건강한 지방과 양질의 단백질로 채운다. 이들은 음식 속의 당분이 혈류 속으로 갑자기 들어가 혈당을 올리는 것을 지연시켜 주기 때문에 혈당을 안정화시키는데 많은 도움을 준다.(참고: 본인의 다른 저서인 **"건강한 지방을 먹자"**에 먹어야 할 지방과 먹지 말아야 할 지방에 대해 자세히 적어 놓았다.)

❺ 식이섬유를 많이 섭취한다.
식이섬유는 음식 속의 당분이 혈류 속으로 들어가는 것을 늦춰주고 혈당을 크게 오르지 않게 조절하여 주는 작용을 한다. 또한 포만감을 안겨주어 칼로리를 적게 섭취하고 체지방이 분해되는 것을 도와주는 작용도 한다. 가장 좋은 것은 통식품(채소, 과일, 견과,

씨앗 등) 속에 들어있는 천연 식이섬유들이다.

❻ (사과)식초를 더 많이 먹는다.

식사를 하기 전에 (사과)식초를 1-2 숟갈 마시면 인슐린 민감도를 개선시켜 주고 식사로 인해 혈당이 오르는 것을 줄여줄 수 있다. 만약 (사과)식초의 강한 신맛을 꺼려하는 사람은 물에 희석하여 마시거나 먹는 식사에 혼합하여 먹으면 된다.

❼ 계피를 더 많이 섭취한다.

계피와 같은 양념들은 혈당을 낮추는데 많은 도움을 준다. 계피는 뇌에서 인슐린 작용을 증가시켜주고 혈당을 낮추는데 효과적이다. 다시 말해 인슐린 민감도를 증가시켜주는 역할을 하는 것이다. 그래서 식사 때마다 또는 음료를 먹을 때 마다 계피를 첨가하여 먹으면 혈당을 낮추는 혜택을 누릴 수 있다. (주의: 순수한 계피가루를 구입해야 하고 절대 설탕을 첨가시킨 계피 제품을 구입하지 말아야 한다.)

❽ 카페인 대신 허브차를 마신다.

카페인은 혈당을 급격하게 올렸다가 다시 떨어뜨리는 효과를 지니고 있다. 이런 이유 때문에 매일 카페인 음료를 마시는 것을 피하는 것이 좋다. 대신에 허브차를 마시면 혈당도 안정화되고 체지방을 분해시키는데도 도움을 준다.

❾ 고강도 운동을 한다.

운동을 하면 세포들이 혈액 속에 떠돌아 다니는 당분을 끌어당겨 이를 이용하기 때문에 혈당을 낮추는데 아주 효과적이다. 걷기와 같은 간단한 운동도 혈당을 낮추는데 도움이 되지만 근력 운동이나 빨리 달리기 같은 고강도 운동을 간헐적으로 실시하는 것이 인슐린 민감도를 되찾는데 훨씬 도움이 된다.

❿ 잠을 충분히 잔다.

잠을 제대로 못 자면 그 자체가 스트레스가 될 뿐 아니라 그렐린이란 호르몬 레벨이 증가하게 된다. 그렐린은 배고픔을 일으키고 식욕을 증가시키는 작용을 한다. 그래서 혈당을 증가시키는 당분과 탄수화물 식품에 손이 더 많이 가게 만들기 때문에 매일 7시간 이상 잠을 자도록 노력해야 한다.

⓫ 스트레스를 줄이고 관리한다.

스트레스가 살을 찌게 만든다는 말을 들어본 적이 있을 것이다. 스트레스를 받을 때 분비되는 코티졸이란 호르몬은 몸에 지방을 저장하라는 신호를 보낸다. 이 호르몬은 혈당 레벨을 증가시키면서 동시에 체지방이 분해되는 것을 방해하는 작용을 가지고 있다. 그러므로 혈중에 코티졸이 분비되어 나오지 않도록 스트레스를 조절하고 관리할 필요가 있다. 느긋한 마음, 명상, 심호흡, 요가 등을 통해 자신의 스트레스를 관리하면 코티졸 레벨을 낮출 수 있고 나쁜 음식에 손이 가는 일을 줄일 수 있다.

당뇨와 갑상선 기능저하증

당뇨 환자들 중에는 갑상선 기능저하증을 동반한 사람들이 종종 있다. 이들은 갑상선 기능저하증이 먼저 발생하고 나중에 당뇨가 합병되는 경우가 대부분이다. 물론 반대로 당뇨가 생기고 나서 갑상선 기능저하증이 발생하는 경우도 있을 수 있다. 그래서 시간이 흐를수록 이 두 가지가 같이 병합되는 양상을 보이게 된다.

먼저 전자의 경우를 살펴 보자. 갑상선 기능저하증 환자들은 갑상선 호르몬이 원활하게 작동하지 못해 몸에서 포도당을 이용하는 능력이 저하되는 경향을 지니고 있다. 갑상선 기능이 저하되면 간에서 포도당을 가지고 저장형 탄수화물인 글리코겐을 만들고 이를 필요할 때 방출하는 능력이 저하된다. 그래서 식간에 적절한 혈당을 유지하지 못하는 일이 자주 발생하게 된다. 만약 식간에 혈당이 떨어지게 되면 스트레스 호르몬(아드레날린과 코티졸)이 과도하게 분비되어 혈당을 올리려는 반응이 일어난다. 즉 교감신경과 부신이 흥분하여 이 상황을 지원하는 것이다. 특히 뇌는 많은 양의 포도당을 소비하는 장기이기 때문에 저혈당 사태가 오면 의식이 떨어지고 자칫 생명까지 위협을 받을 수 있기 때문에 매우 민감한 장기라고 할 수 있다. 그래서 식간에 저혈당이 발생하지 않도록 스트레스 호르몬들이 분비되어 혈당을 올리려고 안간힘을 쓰게 된다.

보통 스트레스 호르몬은 간을 자극하여 글리코겐을 분해시켜 포도당을 혈액 속으로 방출하게 만드는 작용을 하지만 갑상선 기능 저하증에서는 글리코겐 저장량이 충분하지 못하기 때문에 이 과정이 항상 충분하지 못하고 늘 부족할 수 밖에 없다. 그래서 스트레스 호르몬인 아드레날린은 지방세포로부터 지방산을 유리시켜 에너지 부족을 지원하려 한다. 그 결과 혈액 속에 자유지방산 레벨이 증가하게 된다. 그러면 포도당과 지방산이 서로 에너지 생산을 위해 산화 경쟁을 벌이게 되는데 이를 **랜들 회로(Randle Cycle)**가 작동하게 되었다고 말한다. 다시 말해 혈액 속에 자유 지방산 레벨이 높아지면서 랜들 회로가 형성되어 혈중 포도당이 산화되는 것을 그만큼 방해하는 것이다. 그래서 몸 속에 포도당이 있어도 이를 제대로 이용하지 못하게 되는 상황이 만들어지게 된다. 이런 이유로 갑상선 기능저하증 환자들은 일반인에 비해 당뇨 발생에 취약한 대사 조건을 가지고 있다고 말할 수 있다. 이 기전은 특히 간의 글리코겐 저장 능력이 약한 탄수화물형 대사체질을 가진 사람에게서 더욱 두드러지게 나타난다. 그래서 이런 사람들이 평소 당분보다 (다중)불포화지방산 섭취를 싫어하는 경향을 보이게 되는 이유 중 하나를 여기에서 찾아볼 수 있다.

이런 상황에서 저혈당을 보상하기 위해 당분을 자주 섭취하는 식습관을 갖게 되면 바로 인슐린 저항성을 형성하게 되어 쉽게 당뇨로 발전하게 된다. 그러므로 갑상선 기능저하증 환자들은 자신이 다른 사람들에 비해 당뇨에 잘 걸릴 수 있는 취약한 대사 구조를 가지고 있다는 점을 빨리 인식하고 이에 대한 철저한 대비를 해야 한다. 바로 이런 점 때문에 갑상선 기능저하증 환자의 치유 식단이 이 책에서 말하는 당뇨 치유 식단과 약간 다른 차이점을 보인다는 사실을 알고 있어야 한다. (참고: 본인의 다른 저서인 **"갑상선 기능저하 평생 관리하기"**)

갑상선 기능저하증 환자에서는 시간이 흐를수록 포도당을 대사하는 능력이 점점 떨어진다. 그래서 갑상선 기능저하증에서 발생한 당뇨는 당분 때문이 아니라 (다중)불포화지방산 때문이라고 보아야 한다. 즉, 갑상선 호르몬의 기능저하로 포도당 이용 능력이 저하되고 그로 인해 스트레스 호르몬(아드레날린)의 작용으로 (다중)불포화지방산이 혈액 속에서 증가하게 됨으로써

- 포도당을 대사시키는 세포의 작용을 차단시킨다.
- 세포 내에서 인슐린 민감도를 떨어뜨린다.
- (췌장에서) 인슐린 생산 세포를 파괴시킨다.

그 결과 당뇨 발생을 만들기 위한 일종의 악순환 고리가 만들어지게 되는 것이다.

따라서 이런 경우에는 당뇨를 치료하기 위해 갑상선 기능을 살리는 치료를 함께 해야 한다. 그러려면 당뇨 환자라도 완전 탄수화물을 먹지 않는 것이 아니라 갑상선 기능을 유지하는데 필요한 만큼의 적절한 탄수화물을 어느 정도 섭취해가면서 당뇨에서 빠져나와야 한다. 무작정 시행하는 저탄수화물 식단은 오히려 위험할 수 있다.

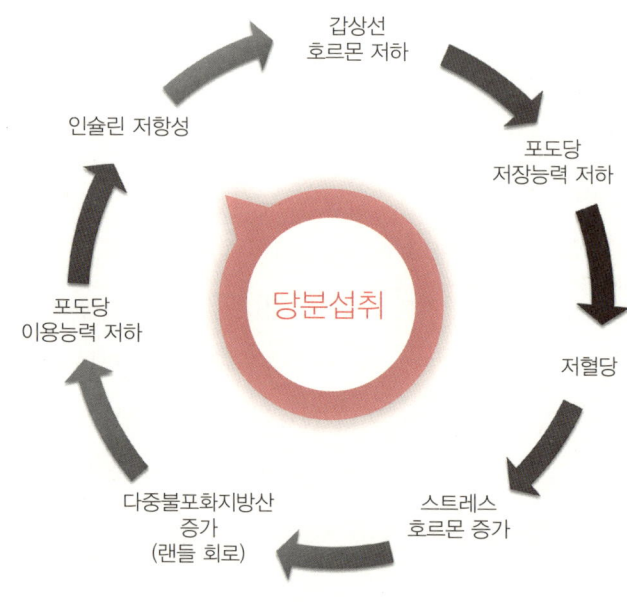

그림1 　갑상선 기능저하증에서 당뇨가 발생하게 되는 기전

그러므로 다음과 같은 전략을 강구해야 한다.

첫째, 올바른 탄수화물을 섭취하여 혈당을 일정하게 유지하면서 간이 포도당을 이용하는 능력을 되찾도록 만들어 주어야 한다. 여기서 올바른 탄수화물이라 함은 주로 과일 속의 과당을 말하는 것이다. 급성으로 과당을 투입하면 제2형 당뇨 환자에서 포도당 내성을 개선시켜 준다. 그래서 당부하지수가 낮게 저용량으로 과당을 투여하면 인슐린 분비를 최소화시키면서 제2형 당뇨 환자에서 경구용 포도당 섭취에 대한 내성을 개선시켜 줄 수 있다.

둘째, 랜들 회로가 형성되지 않도록 (다중)불포화지방산을 절대로 먹지 않도록 지도해야 한다. 그리고 비타민 B3(niacinamide)를 섭취하면 좋다. 그 이유는 나이아신 아마이드가 저장된 지방에서 자유지방산이 방출되게 만드는 지방분해효소를 억제시키는 작용을 하기 때문이다.

다음으로 당뇨 환자에서 갑상선 기능저하증이 발생하는 경우를 살펴보자. 당뇨 환자는 인슐린 저항성으로 대사장애가 발생하기 때문에 시간이 갈수록 갑상선 기능도 함께 저하되는 양상을 보인다. 또한 당뇨 환자가 치료 목적으로 장기간 저탄수화물 식단을 하게 되면 갑상선 기능이 저하될 수 있다. 그러나 이것은 기능적 갑상선 기능저하증이기 때문에 다시 탄수화물 섭취를 늘리게 되면 언제든지 갑상선 기능을 회복할 수 있는 상태라서 큰 문제가 되지는 않는다. 실제로 임상에서도 당뇨 또는 당뇨 전단계 환자들이 인슐린 저항성으로부터 빠져 나오기 위해 저탄수화물 식단을 하는 경우 그렇게 갑상선 기능저하가 심할 정도로 장기간 하는 경우가 없고 중간에 탄수화물을 섭취하는 주기적 식단 도입 방법을 이용하고 갑상선 기능을 도와주는 단사슬, 중사슬 지방산의 섭취를 증가시켜 케톤증을 유도하기 때문에 문제가 될 정도로 심한 갑상선 기능저하증이 발생하는 경우는 일어나지 않는다.

갑상선 기능저하증은 장 점막을 통해 갑상선 기능을 약화시키는 물질이 몸 속으로 들어 올 때 일어날 수 있기 때문에 당뇨 환자에서 장내 환경이 나빠 장누수 현상이 존재할 경우에 언제든지 발생할 수 있다 이 때 면역시스템의 작용으로 갑상선 샘이 파괴됨과 동시에 췌장의 섬세포에도 영향을 미쳐 인슐린 생산을 저하시키는 일도 함께 발생시킬 수 있다. 그러므로 당뇨 환자는 장내 환경을 잘 관리하는 것이 매우 중요하다.

맺음말

　이 책은 그 동안 당뇨 환자들을 대상으로 시행한 강의 내용들을 모아서 정리한 것이다.
　이 책을 통해 여러분은 당뇨가 얼마든지 예방할 수 있고 역전 가능한 질환이라는 점을 깨달았을 것이라고 확신한다.
　그런데 왜 아직도 많은 사람들이 그 수렁에서 빠져 나오지 못하고 질퍽거리며 허우적대고 있는가?
　그런 사람들은 자신의 건강 관리 목표를 정확하게 깨닫지 못하고 있기 때문에 그렇다. 나는 여러분에게 당뇨 약을 끊고 식생활과 생활습관 교정만으로 당뇨에서 빠져 나올 수 있는 방법을 알려주기 위해 이 책을 썼다.
　이제 선택은 여러분의 몫이다. 어느 길을 선택할 것인가?
　평생 당뇨 약에 의존하여 노예처럼 사는 것보다 당뇨의 근본 원인이 되는 식생활을 바꿔서 건강을 되찾는 것이 얼마나 행복한 일인지 여러분 스스로가 직접 체험해 보길 바란다.
　이미 당뇨로 여러 합병증을 가지고 있는 환자라도 아직 늦지 않았다. 그런 사람도 자신의 식생활습관을 바꾸기만 하면 얼마든지 다시 건강해질 수 있다는 희망을 갖고 이 책에서 권하는 내용들을 꾸준히 실천해 보길 바란다. 만약 혼자서 당뇨의 늪에서 빠져 나오기가 두려운 사람은 전문가의 도움을 받으면 훨씬 안전하게 그곳으로부터 탈출할 수 있다. 그러므로 주저하거나 망설이지 말고 전문가와 '양생의 길'에 대해 상의해 보길 바란다.

여러분이 '양생의 길'을 가겠다고 결심한다면 이 책이 많은 도움이 될 것이라고 생각한다.

당뇨 환자들에게 더 일찍 '양생의 길'을 안내하는 책을 쓰지 못해서 미안한 마음뿐이다.

부디 유행에 흔들리지 말고 다른 사람의 말에 좌우되지도 말고 자신만의 길을 묵묵히 가라고 권해 드리고 싶다.

양생의사 정윤섭

양생의원 정윤섭 박사의
몸속 대청소 시리즈

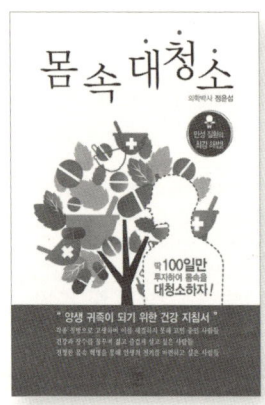

몸속 대청소

**딱 100일만 투자하여
몸속을 대청소하자!**

만병의 근원인 염증을 일으키는 유발요인은 당분, 트랜스지방, 산화된 지방, 화학첨가물 등과 같이 음식을 통해 들어가는 것이 가장 많다. 평소 이런 음식들을 주의해야 하지만 이렇게 할 수 없다면 특정 기간을 정해 놓고 주기적으로 염증 물질과 노폐물을 제거해주어야 한다.

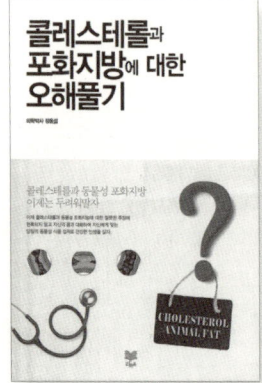

콜레스테롤과
포화지방에 대한
오해 풀기

**콜레스테롤과 동물성 포화지방,
이제는 두려워 말자!**

이제 콜레스테롤과 동물성 포화지방에 대한 잘못된 주장에 현혹되지 말고 자신의 몸과 대화하여 자신에게 맞는 양질의 동물성 식품 섭취로 건강한 인생을 살자.

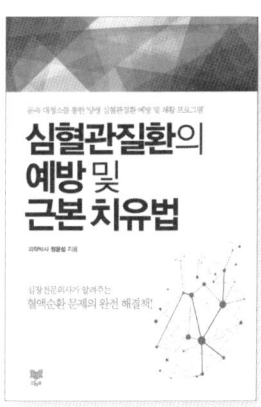

심혈관질환의 예방 및
근본 치유법

심장전문의사가 알려주는
혈액순환문제의 완전 해결책!

심장 발작, 뇌졸중은 하루아침에 오는 병이 아니다. 미리 준비하면 얼마든지 예방할 수 있다. 꼭 당하고 나서야 정신 차리시겠는가? 심혈관질환은 예방 가능한 질환이다. 또한 역전도 가능한 질환이다.

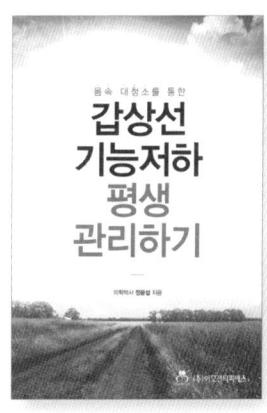

갑상선 기능저하
평생 관리하기

몸속 대청소를 통한
갑상선 기능저하 평생 관리하기

갑상선 기능저하 당신도 극복할 수 있다!
병원에서 갑상선 기능 검사가 정상이라고 해도 이를 믿지마라! 당신의 몸에서 나타나는 증상과 징후가 더욱 중요하다.

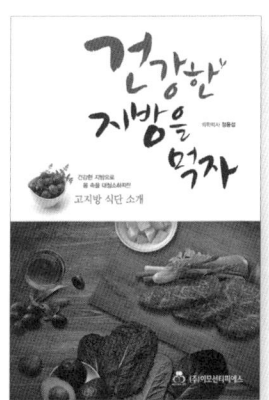

건강한
지방을 먹자

건강한 지방으로
몸 속을 대청소하자!

지방은 생명의 원천이다!
우리 몸은 유익한 지방을 섭취하길 열망하고 있다!
그러려면 건강한 지방과 나쁜 지방이
무엇인지 구분할 줄 알아야 한다.
양생의사 정윤섭 박사가 지방을 이용하여
몸을 청소하고 치유시키는 방법을 알려준다!